Hagen Heimann & Dietmar Krämer: Chakras und Mantras

Hagen Heimann & Dietmar Krämer

CHAKRAS
UND MANTRAS

Chakra-Heilung durch die Kraft der Urklänge

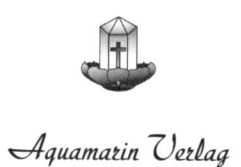

Aquamarin Verlag

Deutsche Originalausgabe
1. Auflage 2009
© Aquamarin Verlag GmbH
Voglherd 1
85567 Grafing
www.aquamarin-verlag.de

Abbildungen: Hagen Heimann

CD:
Sprecherin: Saroj Lakhi
Aufgenommen und abgemischt von Coen Helfenrath, House to Hyde Studio

Umschlaggestaltung: Annette Wagner
Druck: Bercker • Kevelaer

ISBN 978-3-89427-453-5

Inhalt

Vorwort

Mit dem Buch *Esoterische Therapien 2*[1] eröffnete Dietmar Krämer bereits 1995 der Fachwelt eine neuartige Form der Chakra-Therapie. Er entdeckte, dass die Chakras als übergeordnete Steuerungsorgane den Kontrollzyklus der Akupunktur überwachen. Hieraus entwickelte er völlig neue Diagnose- und Therapiemethoden. Allerdings ließ er die spirituellen Aspekte, die die Chakras ebenfalls beinhalten, bewusst außer Acht, da diese seiner Meinung nach für die therapeutische Arbeit am Patienten keinerlei Relevanz besaßen.

Dies kann ich aufgrund der Erfahrungen, die ich mit meinen eigenen Therapien über das von mir entdeckte R3-Relais gewinnen konnte, nicht bestätigen. Mit dieser Behandlungsmethode ist es mir möglich, Mentalkörperstrukturen, welche die *Erlebnisfähigkeit* des Patienten einschränken, zu bereinigen. Ist die *Erlebnisfähigkeit* eines Menschen eingeschränkt, wirkt sich dies zwangsläufig auch auf seine spirituelle Entwicklung aus.

Neben Blockaden im R3-Relais gibt es noch andere Ursachen für eine derartige Einschränkung. Eine davon sind negative Emotionen. Diese sind in der Aura als spezifische Farben sichtbar, wie ich sie in unserem letzten gemeinsamen Buch „Aura und Bach-Blüten" beschrieben habe. Sie definieren allerdings *nur* die momentane Verfassung. Weitaus gravierender sind Störungen in den Chakra-

---

[1] Neuer Titel: Neue Therapien mit Farben, Klängen und Metallen – Diagnose und Therapie der Chakren

9

Sektoren, die sich als permanente Charakterstörungen auswirken. Diese lassen sich nicht durch die gängigen Therapiemethoden beseitigen, was bedeutet, dass die *Erlebnisfähigkeit* für das gesamte Leben eingeschränkt bleibt.

Aufgrund meiner Forschungen gelang es mir, die Bedeutung der einzelnen Chakra-Sektoren zu entschlüsseln, welche jeweils für eine genau definierte Lebenssituation stehen. Demzufolge äußert sich eine Chakra-Sektor-Störung auch nur in dem entsprechenden Lebensbereich.

Da ich mich nicht damit abfinden wollte, dass eine solche Einschränkung ein Leben lang besteht, suchte ich einen Weg, diese zu beseitigen. Hierbei war ich auf die Mitarbeit von Dietmar Krämer angewiesen. Er hatte bei seinem Hindi-Studium die Devanagari-Schrift, die auch im altindischen Sanskrit, der Sprache der Mantras, benutzt wird, erlernt und war daher in der Lage, die von ihm auf sensitive Weise gefundenen Chakra-Mantras niederzuschreiben und festzuhalten.

Mittels einer speziellen Meditation im Zusammenhang mit diesen Chakra-Mantras besteht nun die Möglichkeit, sich von seinen eigenen Charakterschwächen zu befreien.

KAPITEL 1

Grundlagen der Chakras

Historisches

Der Begriff „Chakra" stammt aus der altindischen Gelehrtensprache Sanskrit und bedeutet so viel wie Kreis, Rad oder auch
Diskus. In den Upanishaden wird er erstmals für sieben feinstoffliche Strukturen verwendet, die Rädern aus Licht ähneln. Diese
Chakras sind in anderen Kulturen ebenfalls bekannt, wenn auch
unter anderem Namen.

Entdeckt wurden sie bei spirituellen Übungen, die darauf ab-
zielten, den eigenen Körper wahrzunehmen, um so eine größere
Bewusstheit über sich selbst zu erlangen. Hierbei wurde die Aufmerksamkeit bewusst auf verschiedene Körperregionen gelenkt,
wobei man gleichzeitig fühlen sollte, welche Empfindungen dies
bei sich selbst auslöst. Konzentrierte man sich beispielsweise auf
die geschlossene Faust, erzeugte dies ein Gefühl von Kraft, Stärke
und Macht. Lenkte man seine Aufmerksamkeit auf die Knie, ver-
mittelte dies Beweglichkeit, Dynamik und Schnelligkeit. Auf diese
Weise erforschte man den eigenen Körper und entdeckte dabei
sieben Stellen, an denen sich schlagartig ein völlig anderes Empfinden einstellte, wenn man sich darauf konzentrierte. Losgelöst
von der körperlichen Wahrnehmung an dieser Stelle und von den
beschriebenen Assoziationen stellte sich hier ein Gefühl von Leich-

tigkeit, Ruhe, innerem Frieden usw. ein, teilweise verbunden mit Lichtvisionen oder innerlich gehörten Tönen.

Für das Phänomen, dass sich augenblicklich die gesamte Wahrnehmung ändert, fand man keine andere Erklärung als die, dass es sich bei diesen Stellen um Energiezentren handeln musste. Diesen würde demzufolge eine enorme Energie innewohnen, welche durch die entsprechenden Übungen freigesetzt und anschließend den ganzen Körper durchfluten würde. Aus diesem Grunde wurden die Chakras in allen Kulturen als Energiezentren bezeichnet.

Der nächste Schritt zielte darauf ab, zu entschlüsseln, welche unterschiedlichen Energien sich in den einzelnen Chakras befinden und was diese im Körper bewirken.

In Südamerika wurde dafür mit Pflanzen-Devas[2] experimentiert. Mit deren selbstloser Hilfe gelang es, Pflanzen zu finden, die schwingungsgleich mit den Chakras sind. Diese wurden zubereitet und eingenommen. Anschließend beobachtete man, welche Reaktionen auftraten und was sich an körperlichem und seelischem Empfinden änderte. So verstärkte sich beispielsweise durch die dem zweiten Chakra entsprechende Pflanze sowohl die sexuelle Lust als auch die Stärke der Erektion. Daher ordnete man diesem Chakra die Sexualität zu. In ähnlicher Weise wurden die Zuordnungen zu den anderen Chakras ermittelt.

Die Indianer Nordamerikas erforschten die Zuordnung auf eine andere, sehr interessante Weise – im Rahmen von bestimmten Ritualen. Sie kannten sehr spezifische Tänze, von denen heute leider nicht mehr viele erhalten sind. Anhand von Bewegungsmustern konnten sie Rückschlüsse auf die Psyche des Tänzers ziehen. Um die psychische Wirkung einer Heilpflanze zu ergründen, wurde diese einem Tänzer verabreicht. Aufgrund der subtilen Verände-

---

2   Bei Pflanzen-Devas handelt es sich um ätherische Wesenheiten, die sich ausschließlich um das Wachsen und Gedeihen ihrer Pflanzenart kümmern, die sie betreuen. Sensitive Menschen können mit ihnen in Kontakt treten und kommunizieren, um so einen geistigen Austausch zwischen der Pflanzenwelt und der Welt der Menschen herzustellen.

rungen seiner Tanzbewegungen konnte man nun rückschließen, wie die eingenommene Pflanze auf die Psyche wirkt[3]. Mittels dieser speziellen Technik wurden auch die Chakra-Zuordnungen ermittelt. Hierzu wurde ein Chakra stimuliert und danach das Bewegungsmuster des Tänzers beobachtet. Da sich dieser beispielsweise nach der Stimulation des zweiten Chakras plötzlich sehr lasziv bewegte, ordneten sie diesem Chakra die Sexualität zu.

Die Zuordnungen im alten Indien entstanden auf eine ähnliche Weise wie bei den nordamerikanischen Indianern. Hier wurden jedoch nicht Bewegungsmuster-Veränderungen von Tänzern beobachtet, sondern die Veränderungen in bestimmten Lebensbereichen, welche die Meditation auf ein bestimmtes Chakra bei dem Praktizierenden hervorruft. So wurde beispielsweise festgestellt, dass die Meditation auf das Herz-Chakra zu mehr Mitgefühl, Hingabe und Liebe zu den Mitmenschen befähigt. Aufgrund solcher Studien erfolgte die Zuordnung der Chakras zu Lebensbereichen, Fähigkeiten und Emotionen. Somit vollzog sich die ursprüngliche Erforschung der Chakras in Indien ebenfalls rein empirisch.

Später verknüpfte man das Wissen über die Chakras mit dem Yoga, insbesondere mit einem speziellen Aspekt des Yoga, dem Pranayama. Dabei wurden die Chakras durch bestimmte Atemübungen mit Prana[4] aufgeladen, um die Wirkung der oben beschriebenen Chakra-Meditation zu verstärken. Hierbei kam es zu einer intensiven Körperwahrnehmung im Bereich des betreffenden Chakras. Aufgrund dieser Beobachtung kam man zu der Ansicht, die Chakras dienten der Aufnahme der feinstofflichen Prana-Energie.

Da die Kundalini[5] im alten Indien mit Prana gleichgesetzt wurde, entstand die Auffassung, diese fließe durch die Chakras. Diese Ansicht fand eine dermaßen weite Verbreitung im Yoga, dass sie

---

3   Dieses äußerst beeindruckende Wissen über die Bewegungsveränderungen ist inzwischen leider vollständig verlorengegangen.

4   Prana ist eine feinstoffliche Energie, die in China „Chi" genannt wird. Sie besteht aus feinstofflichen Anteilen, die wir hauptsächlich aus Nahrung und Atemluft beziehen.

5   Vgl. Dietmar Krämer, Der Aufstieg der Kundalini, Aquamarin-Verlag, Grafing 2008

später nicht mehr angezweifelt und auch nicht mehr überprüft wurde.

Die medizinische Bedeutung der Chakras wurde erst um 1990 von meinem Kollegen Dietmar Krämer entdeckt[6]. Er fand heraus, dass die Chakras den sogenannten „Kontrollzyklus der Akupunktur" überwachen[7].

Aufbau der Chakras

Unter dem Begriff „Chakras" werden meist die sieben ätherischen „Lichträder" des Menschen verstanden, die sich direkt auf der Oberfläche des Ätherkörpers befinden. Zu jedem dieser Chakras existieren noch feinstoffliche Entsprechungen auf der Oberfläche des Astral- und Mentalkörpers. Alle drei Chakras zusammen bilden das, was ich einen „Chakra -Komplex" nenne. Von der Seite betrachtet, sieht dieser aus wie drei parallel übereinanderliegende Scheiben von jeweils ca. zwei Millimeter Dicke, welche über einen Stiel miteinander verbunden sind. Über diesen treten sie mit dem physischen Körper in Verbindung.

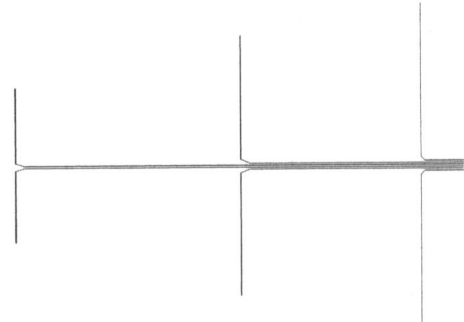

Abbildung: Chakra-Komplex von der Seite (proportional)

---

6   Vgl. Dietmar Krämer, Neue Therapien mit Farben, Klängen und Metallen, Isotrop Verlag, Bad Camberg
7   Vgl. Kap. 2, Aufgaben der Chakras

Lokalisation der Chakras

Ein Chakra-Komplex besteht demnach aus einem *ätherischen*, *astralen* und *mentalen* Chakra. Das *ätherische* Chakra befindet sich 1,5 – 2 cm über dem physischen Körper auf der Oberfläche des Ätherkörpers, dem feinstofflichen Körper des Menschen, in dem sich die Meridiane der Akupunktur befinden. In diesen fließt das sogenannte „Chi".

Das *astrale* Chakra liegt direkt auf dem Astralkörper. Dieser überragt den physischen Körper um 10 – 15 cm und wird landläufig einfach als „Aura" bezeichnet. Alle Gefühle und Emotionen des Menschen sind hier als Farben wahrnehmbar.

Im Abstand von 20 – 30 cm vom physischen Körper ist das *mentale* Chakra auf der Oberfläche des Mentalkörpers zu finden. Dieser ist Ursprung aller Gedanken, Ideen und Einstellungen. Aufgrund der Tatsache, dass der Mentalkörper noch feinstofflicher ist als sein astrales Pendant, sind seine Farben sehr viel pastelliger.

Ungeachtet des oben Beschriebenen meint man mit dem Begriff Chakras meist nur die feinstofflichen Lichträder, welche auf dem Ätherkörper liegen, und nicht die *astralen* und *mentalen* Chakras oder gar den ganzen Chakra-Komplex. Aus diesem Grund werde ich in den nachfolgenden Ausführungen die *ätherischen* Chakras ebenfalls nur als Chakras bezeichnen, wie dies in der einschlägigen Literatur üblich ist.

Um die einzelnen Chakras voneinander unterscheiden zu können, verwendet man häufig bei der Namensgebung ihre Lokalisation. Es ist aber ebenso geläufig, sie in Verbindung mit arabischen Zahlen oder römischen Ordnungsziffern zu benennen. Hierbei zählt man üblicherweise von „unten nach oben".

Das erste Chakra, auch Wurzel-Chakra genannt, liegt im Dammbereich. Sein Chakra-Stiel befindet sich bei der Frau unterhalb der Harnröhrenöffnung, beim Mann eineinhalb Querfinger hinter dem Hodenansatz. Beim zweiten Chakra, dem Sakral-Chakra, liegt dieser einen halben Querfinger über dem oberen Schambeinrand. Zwei Fingerbreit oberhalb der Nabelmitte trifft der Stiel des dritten Chakras auf den physischen Körper. Dieses wird aufgrund seiner Lage auch Solarplexus-, Bauch- oder auch Nabel-Chakra genannt. Der Chakra-Stiel vom vierten befindet sich im vierten Zwischenrippenraum und ist als einziger einen Finger breit links von der Körpermittellinie versetzt. Aufgrund der Tatsache, dass dieses Chakra sich im Bereich des Herzens befindet, trägt es auch die Bezeichnung „Herz-Chakra". Beim fünften Chakra ist der Stiel zwei Fingerbreit oberhalb der Kehlgrube zu finden, weshalb es auch Hals-Chakra genannt wird. Der Stiel des sechsten Chakras, auch als Stirn-Chakra bekannt, trifft einen Fingerbreit oberhalb des Nasenwurzelansatzes auf den Körper. An der höchsten Stelle des Scheitels befindet sich der Stiel des obersten Chakras, welches wie eine Krone auf dem Kopf sitzt. Aus diesem Grund wird es auch Scheitel- oder Kronen-Chakra genannt.

Aussehen der Chakras

Bei der direkten Draufsicht sehen alle Chakras aus wie farbige ätherische Blüten. Dies liegt daran, dass der im Durchschnitt ca. 1,5 cm breite Außenrand das Chakra nicht homogen umschließt, sondern in Form von symmetrischen, wulstförmigen Bögen. Diese verleihen den „Lichträdern" das blütenartige Aussehen. Aus diesem Grund wurden sie im alten Indien auch häufig als Lotosblüten bezeichnet. Trotzdem besitzen sie keinen „Blütenkelch", sondern sind nach unten hin völlig flach.

Das Chakra-Innere lässt sich in drei Strukturen unterteilen: Im Zentrum befindet sich der Chakra-Stiel. Umgeben wird dieser von

einer trichterförmigen Öffnung mit einem Durchmesser von etwa
4,5 mm beim *mentalen*, 9 mm beim *astralen* und 15 mm beim
ätherischen Chakra. Dieses umschließt der sogenannte Chakra-
Innenbereich. Die beiden Strukturen machen zusammen etwa 1/3
der Gesamtgröße aus und ähneln, von oben betrachtet, einer Radnabe. Der etwas erhöhte Chakra-Außenbereich ist in gleich große
Sektoren unterteilt. Eine Ausnahme bildet das Kronen-Chakra, bei
dem lediglich der Innenbereich in Sektoren aufgeteilt und zusätzlich noch von Blütenblättern umrandet ist.

Aufgrund der drei oben beschriebenen Strukturen ähnelt ein
Chakra vom Aussehen her einem Rad, wobei der Chakra-Stiel und
Innenbereich die Radnabe bilden und die Sektoreneinteilung die
Speichen.

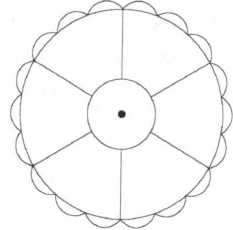

Abbildung: Fünftes Chakra

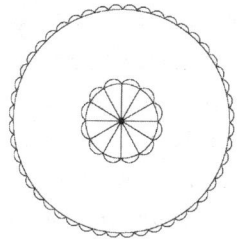

Abbildung: Siebtes Chakra

Nicht alle Chakras besitzen die gleiche Anzahl von Sektoren und
Blütenblättern. Aus diesem Grund lassen sich die Chakras neben
ihrer Lokalisation auch anhand dieser beiden Strukturen eindeutig
voneinander unterscheiden.

Liste der Chakras mit deren Sektoren und Blütenblättern:

Chakra	Sektoren	Blütenblätter
I	8	4
II	3	6
III	4	8
IV	6	12
V	6	18
VI	8	24
VII	12	12/48

Die Größe der Chakras

Der Durchmesser der Chakras ist nicht einheitlich und schwankt beim erwachsenen Menschen im Durchschnitt zwischen vierzehn und zweiundzwanzig Zentimetern. Es gibt auch keine verbindliche Reihenfolge der Chakra-Größen untereinander. Meistens ist jedoch das siebte Chakra das größte, während das sechste das kleinste ist. Die Größe hat allein mit der Größe des physischen Körpers und dessen Proportionen zu tun. Die Chakras bei Neugeborenen sind meist nur etwa drei Zentimeter groß.

Die Größe der *astralen* Chakras beträgt nur drei Viertel der Größe der *ätherischen* Chakras, die der *mentalen* sogar nur ein Drittel.

Der Chakra-Stiel

Der Chakra-Stiel ist die Verbindung zwischen den Chakras und der Körperoberfläche. Er besteht aus drei Abschnitten. Beim ersten, zwischen *mentalem* und *astralem* Chakra, handelt es sich um ein Rohr mit einem Durchmesser von 1,5 mm, das sich nach oben zu einem Trichter weitet. Im zweiten Abschnitt, zwischen *astralem* und *ätherischem* Chakra, ist dieses Rohr von einem zweiten umgeben, das selbst einen Durchmesser von 3 mm besitzt. Der dritte Abschnitt, zwischen *ätherischem* Chakra und Körperoberfläche, besitzt einen Durchmesser von 5 mm. Er beherbergt in seinem Inneren die beiden anderen Rohre und ist somit dreiwandig.

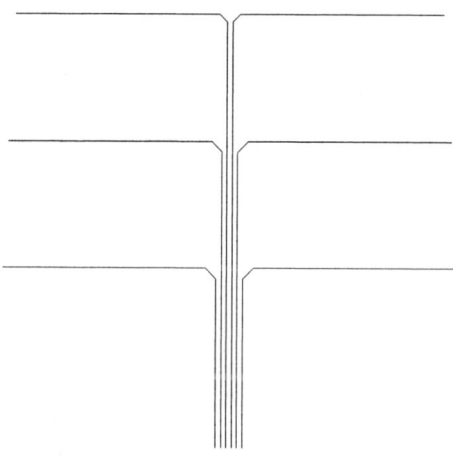

Abbildung: Aufbau des Chakra-Stiels (nicht proportional)

19

Die Drehrichtung

In der einschlägigen Literatur werden die Chakras als „sich drehende Lichträder" beschrieben. Bei der Beobachtung der Blütenblätter fällt auf, dass sich diese zu keiner Zeit bewegen. Aufgrund dieser Tatsache kann man eine Drehbewegung der Chakras als Ganzes ausschließen. Vielmehr sind die Chakras sehr starre Gebilde. Lediglich in deren Zentrum befindet sich ein beweglicher Trichter, der im obersten Abschnitt des Chakra-Stiels sitzt. Anhand seiner kleinen v-förmigen Einkerbung ist zu erkennen, dass er sich normalerweise im Uhrzeigersinn dreht. Vereinzelt kommt es vor, dass sich einer der Trichter links herum dreht. Für die Funktionsweise des Chakras ist dies jedoch unbedeutend.

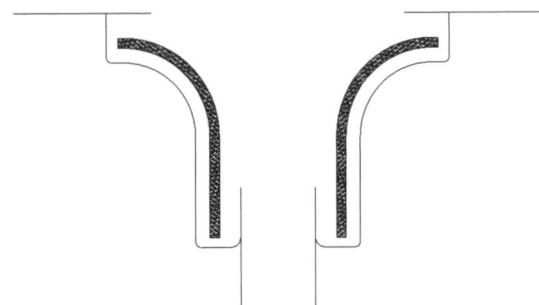

Abbildung: Beweglicher Trichter im Chakra-Stiel

Die Chakra-Farben

Die komplette innere Fläche eines Chakras besteht, mikroskopisch betrachtet, aus kleinen, beweglichen, schindelartigen Ziegeln. Diese sind übereinander radial um das Zentrum angeordnet und erinnern von ihrem Aussehen her an ein Schieferplattendach. Die

20

Überlappung der freien sichtbaren Enden zeigt hierbei in Richtung des Chakra-Stiels.

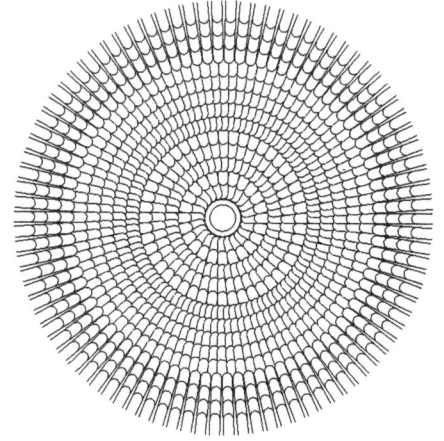

Abbildung: Schuppenartige Ziegelstruktur von oben

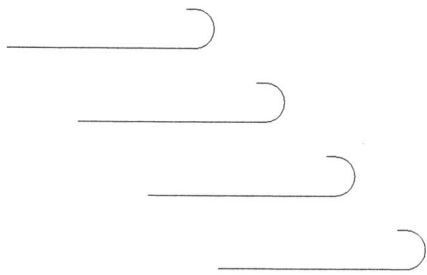

Abbildung: Schuppenartige Ziegelstruktur von der Seite

Am freien Ende der einzelnen Schindeln befindet sich eine Wand mit kleinen Öffnungen. Je nach deren Form und Größe ist eine genau definierte Farbe an dieser Chakra-Schindel wahrzunehmen.

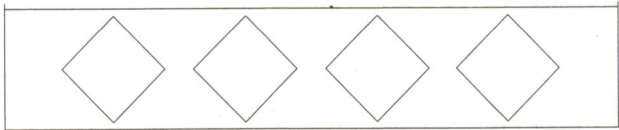

Abbildung: Querschnitt einer Chakra-Schindel

Abbildung: Innenansicht des Endstücks einer Chakra-Schindel

Die Anzahl der möglichen Chakra-Schindel-Farben ist auf vierzig beschränkt. Hierbei handelt es sich exakt um die Gruppe der *archetypischen Aura-Farben*[8], der farblichen Entsprechung der negativen Gemütszustände, wie sie durch die Bach-Blüten verkörpert werden.

Die Farbenvielfalt der Chakras, wie sie von Aura-Sichtigen (aus der Entfernung) wahrgenommen werden kann, ist allerdings weitaus höher als die vierzig möglichen *archetypischen* Farben. Das liegt daran, dass sich diese aus einzelnen farbigen Chakra-Schindeln wie ein Mosaik zusammensetzt. Aufgrund dieser Tatsache bezeichne ich Chakra-Farben als "gepixelt". Durch dieses Pixelung entstehen stets Mischfarben mit fließenden Übergängen. Hierbei ist eine *einzelne* Chakra-Schindel-Färbung nicht mehr eindeutig zu erkennen. So könnte beispielsweise ein oranger Farbton sowohl aus orangefarbenen Schindeln gebildet werden als auch aus roten und gelben.

In der Regel sind in einem Chakra zwischen drei und fünf Farben "sichtbar". Diese können sich allerdings aus bis zu fünfzehn verschiedenen „Farbpixeln" zusammensetzen. Aufgrund dieser Tatsache ist die Deutung der Chakra-Farben wesentlich schwieriger als die der Aura-Farben.

---

8   Vgl. Aura und Bach-Blüten, Hagen Heimann & Dietmar Krämer, Aquamarin-Verlag, Grafing 2008

KAPITEL 2

Die Funktionen der Chakras

Die Aufgabe der Chakras

Die Chakra-Komplexe sind von ihrem Aussehen und Aufbau her recht einfache feinstoffliche Organe. Dennoch erfüllen sie mehrere komplexe Funktionen gleichzeitig. Diese lassen sich in unterschiedliche Kategorien einteilen: Die Baumaterialaufnahme und deren Regulation sowie Kontroll-, Ablösungs- und spirituelle Funktion.

Bringt man diese alle auf einen Nenner, resultiert daraus die **Aufgabe der Chakras**: Unserem Bewusstsein ein *menschliches Erleben* zu ermöglichen. Hierunter verstehe ich zum einen alle Erlebnisbereiche, die ein Mensch besitzt[9], und zum anderen alle Lebensbereiche, die durch die Chakras und deren einzelne Sektoren vorgegeben sind[10].

---

9   Hierzu zähle ich alle Körper des Menschen: Den physischen, ätherischen, astralen, mentalen und spirituellen Körper.

10 Vgl. Kap. 3, Die Bedeutung der Chakras und deren Sektoren

Aufnahmefunktion

Der physische Körper des Menschen besteht aus Wasser, Proteinen, Fetten und Mineralien. Diese Stoffe werden über die Nahrung zugeführt. Der Ätherkörper besteht aus der sogenannten Lebenskraft, einer feinstofflichen Energie, die in der traditionellen chinesischen Medizin[11] Chi genannt wird. Sie besteht aus feinstofflichen Anteilen, die wir hauptsächlich aus Nahrung und Atemluft beziehen. Der astrale-, mentale- und spirituelle Körper wird ausschließlich durch feinstoffliche Baustoffe aufgebaut, die von den Chakras aus der Umgebung aufgenommen werden. Hierbei nimmt jedes Chakra eines Komplexes das spezielle Baumaterial auf, welches zum Aufbau des feinstofflichen Körpers benötigt wird, in das sich seine Blüte öffnet. Das *ätherische* Chakra nimmt z. B. die Baustoffe für den Astralkörper auf. Analog dazu ist das *astrale* Chakra für die Baustoffaufnahme für den Mentalkörper zuständig, während das *mentale* dies für den spirituellen Körper bewerkstelligt.

Die Baustoffe gelangen über die Chakra-Stiele, mit denen die Chakras mit dem physischen Körper in Verbindung stehen, ins Körperinnere. Aus diesen feinstofflichen Materialen werden zum einen die verschiedenen feinstofflichen Körper aufgebaut, und zum anderen entstehen daraus im Astralkörper Gefühle. Im Mentalkörper bzw. spirituellen Körper werden diese für die entsprechenden Prozesse dort benötigt.

Auf der Körperrückseite befinden sich die von Dietmar Krämer um 1990 entdeckten Chakra-Austrittspunkte, die auf den Oberflächen der jeweiligen feinstofflichen Körper liegen. Über diese werden die nicht benötigten Baustoffe ausgeschieden. Für Aura-Sichtige ist an diesen Stellen eine sehr feine Nebelsäule wahrzunehmen.

---

11 Auch kurz TCM genannt.

Das feinstoffliche Baumaterial, das ins Körperinnere gelangt, ist nicht „neutral". Bevor es durch den Trichter des Chakra-Stiels aufgenommen wird, wird es durch die unzähligen kleinen, verschiedenförmigen Öffnungen, die sich am Ende der Chakra-Schindeln befinden, in eine bestimmte Form gepresst. Hierdurch erhält das Baumaterial eine Prägung, die bestimmt, welche emotionalen, mentalen bzw. spirituellen Prozesse der Mensch nun damit erleben kann.

Die oben beschriebene Aufnahmefunktion unterliegt allerdings noch einer Regulation durch die Chakras selbst. Durch diese wird gesteuert, inwieweit gewisse Prozesse mittels der aufgenommenen Baustoffe stattfinden können und ob diese innerhalb bestimmter Parameter bleiben. So nehmen die *ätherischen* Chakras das Baumaterial für den Astralkörper und die zu bildenden Gefühle auf, die dort als Farben für Aura-Sichtige wahrnehmbar sind. Aufgrund der vorhandenen Chakra-Schindel-Farben bestimmen sie, welche Empfindungen man mittels der aufgenommenen Baustoffe erleben kann. Gleichzeitig erhalten sie über die inneren Verläufe der Meridiane zu den Chakras ein Feedback, welche Gefühle man damit tatsächlich aufbaut. Dadurch besitzen sie die Möglichkeit des Abgleichs. Wird von einer Emotion zu viel aufgebaut, so wird im entsprechenden Chakra die Aufnahme des Baumaterials dafür sofort gedrosselt.

Dieser Drosselungsmechanismus basiert auf den ziegelartig angeordneten Chakra-Schindeln, die dazu von ihrer waagerechten Position in eine Schräglage gekippt werden. Entwickelt beispielsweise ein Mensch ein Gefühl von Wut, verbraucht er dafür das feinstoffliche Baumaterial, welches er durch das entsprechende Chakra erhält. In dem Moment, wo er jedoch extrem wütend wird, wird sofort die Baustoffaufnahme gedrosselt. Hierbei werden einige Chakra-Schindeln in dem Chakra gekippt, das für die Baustoffaufnahme für die Wut verantwortlich ist. Sobald der Betroffene sich wieder beruhigt hat, gehen die Schindeln sofort in ihre ursprüngliche Ausgangsposition zurück, um das normale Erleben nicht zu gefährden.

Durch diesen ganz sensiblen Mechanismus wird die Baustoffaufnahme über die Feedback-Funktion des Chakras reguliert. Gäbe es diesen Drosselungsmechanismus nicht, wären Emotionen unkontrollierbar. Den gleichen Mechanismus gibt es auch bei den *astralen* und *mentalen* Chakras.

Auf dem Drosselungsmechanismus basiert auch die Entstehung einer erworbenen Chakra-Störung: Werden z.b. über einen längeren Zeitraum hindurch extreme Emotionen aufrechterhalten, kippen die ziegelartigen Strukturen in eine extreme Schräglage, aus der sie sich nicht mehr zurückbewegen können. Dieses Phänomen bezeichnet Dietmar Krämer als „Verklebung im Chakra"[12]. Er beobachtete in diesen Fällen rautenförmige Strukturen, die für Aura-Sichtige im betroffenen Chakra wahrnehmbar sind.

Betrachtet man den oben beschriebenen Mechanismus, so ist es logisch, dass sich diese Art der Chakra-Störung nur korrigieren lässt, indem das Chakra in Eigenresonanz versetzt wird. Dazu muss die von außen zugeführte Schwingung mindestens zu 98% mit dem Eigenklang des Chakras übereinstimmen. Um dieses bewerkstelligen zu können, sind mehrere Faktoren gleichzeitig zu berücksichtigen: Die Tonhöhe, der Klang (d.h. das Verhältnis der Obertöne zueinander), die Obertonverschiebung (Wah-wah-Effekt) sowie das Ein- und Ausschwingverhalten. Die Beachtung all dieser Faktoren ist erforderlich, damit sich die ziegelartigen Strukturen an allen Stellen, an den sie sich festgehakt haben, gleichzeitig lösen. Diese Art der Chakra-Therapie wurde von Krämer bereits um 1990 entwickelt.

Zu einer Verklebung kommt es, wie oben beschrieben, nur dann, wenn extreme Emotionen über einen längeren Zeitraum hinaus aufrechterhalten werden, da sich aufgrund des Drosselungsmecha-

---

12 Vgl. Dietmar Krämer, Neue Therapien mit Farben, Klängen und Metallen, Isotrop Verlag, Bad Camberg

nismus die Ziegelstrukturen des Chakras permanent in Schräglage befinden. Hierbei verkleben jedoch nicht die gesamten Chakra-Schindeln des Innenbereichs, sondern zunächst nur vereinzelte. Je stärker die Emotion wird, desto mehr Schindeln werden gekippt, bis die gewünschte Drosselung erreicht ist.

Die Verklebungen sind grundsätzlich eine erworbene Chakra-Störung. Dabei spielt weder der Bereich noch der Sektor, in dem die Schindeln „verkleben", eine Rolle. Im Gegensatz dazu bringt man die Chakra-Blockaden, von denen dieses Buch handelt, mit ins Leben. Hierbei spielen der entsprechende Bereich und der Sektor eine sehr wichtige Rolle.

Energetische Kontrollfunktion

Die energetische Kontrollfunktion der *ätherischen* Chakras entdeckte Dietmar Krämer im Zuge seiner Chakra-Forschung. Er fand heraus, dass diese den sog. „Kontrollzyklus der Akupunktur" überwachen[13]. Es handelt sich dabei um ein Regulativ, das wie ein Regelkreis funktioniert. Zu diesem Zweck besitzt jeder Meridian einen inneren Verlauf[14] zum Chakra-Stiel bzw. Austrittspunkt.

Die energetische Kontrollfunktion bezieht sich nur auf den ätherischen Körper. Bei ihm tritt eine Farbveränderung nur dann auf, wenn er massiv gestört ist. In diesem Fall ändert sich seine ansonst weißliche Farbe an der gestörten Stelle in ein Grau und im Extremfall sogar in ein Schwarz. Bei einer Verletzung, beispielsweise durch einen harten Schlag, verfärbt sich der Ätherkörper genau an dieser Stelle. Durch leichtere Schläge verändert dieser sein Aussehen nicht. Der physische Körper hingegen reagiert sofort mit einer

---

13 Vgl. Kap. 2, Aufgaben der Chakras
14 Diese Verläufe haben wir im Rahmen unserer Forschungsarbeit entdeckt. In der TCM sind sie derweilen noch unbekannt und werden dementsprechend auch nicht berücksichtigt.

verstärkten Durchblutung, was sich durch eine leichte Rötung der betroffenen Hautstelle zeigt.

Der physische Körper nimmt äußere Einflüsse – wie Hitze, Kälte, Streicheln und Schmerz – unmittelbar wahr. Der Ätherkörper hingegen registriert nur etwas, wenn der Einfluss krankmachend ist. Die Aufgabe der *ätherischen* Chakras ist es, die verschiedenen Einflüsse miteinander abzugleichen. Ist es beispielsweise sehr heiß, registriert der physische Körper eine große Hitze. Der Ätherkörper bemerkt diese nur, wenn sie den grobstofflichen Körper beeinflusst. Ist die Hitze schädlich, muss aus dem Meridiansystem eine Gegenregulation erfolgen. Diese Reaktion wird vorher mit den Chakras „abgestimmt". Würde allein die körperliche Empfindung den Ausschlag für die Gegenregulation geben, würde der physische Körper schon bei den kleinsten Temperaturschwankungen überschießend reagieren. Aus diesem Grund erfolgt über die Chakras ein Abgleich. Hier wird entschieden, ob Einflüsse wie Hitze, Kälte, Feuchtigkeit, Trockenheit, Wind und alle körperlichen Berührungen schädigend sind, und ob daher über das Meridian-System eine Gegenregulation erfolgen soll.

Ablösungsfunktion

Durch diese Chakra-Funktion wird das natürliche Ableben des Menschen geregelt. Wie oben beschrieben, nehmen die Chakras das Baumaterial auf, aus dem der astrale, mentale und spirituelle Körper aufgebaut wird. Zusätzlich besitzen die Chakras einen Mechanismus, durch den sich *alle* feinstofflichen Körper (bis auf den spirituellen) wieder auflösen. Dies ist eine enorm wichtige Chakra-Funktion, da ansonsten die Seele des Menschen nach dessen Ableben noch so lange im physischen Körper gefangen wäre, bis dieser sich vollständig zersetzt hat. Der Auflösungsmechanismus ist vorprogrammiert und bewirkt, dass das feinstoffliche Baumaterial nicht mehr aufgenommen wird.

Sehr selten kommt es vor, dass man sich in diesen Mechanismus in der Meditation einklinkt. Dies bedeutet für den Betroffenen jedoch nicht, dass er dadurch ein Nahtod-Erlebnis hat. Er erlebt vielmehr, wie die Lebensbereiche, für die das Chakra steht, auf das er meditiert, für ihn bedeutungslos werden. Der Betroffene hat in diesem Fall überhaupt keinen Bezug mehr dazu. Die zwangsläufige Folge ist, dass er mit seinem Leben nicht mehr zurechtkommt. Hier ist es ratsam, sofort mit der Meditation aufzuhören. Es dauert ab diesem Zeitpunkt in der Regel sechs bis zwölf Monate, bis diese „Auflösung" abklingt und der Betroffene wieder uneingeschränkt am Leben teilnehmen kann.

Spirituelle Funktion

Zusätzlich zu den oben beschrieben Funktionen besitzen ausschließlich die *mentalen* Chakras noch eine weitere, spirituelle Funktion: Wir sind über diese Chakras mit den Aspekten Gottes verknüpft und können auf diese Weise von ihm inspiriert werden. Im Hinduismus sind diese Aspekte durch jeweils eine männliche und eine weibliche Gottheit personifiziert. Hierbei handelt es sich um Brahma & Saraswati als Erschaffer, Vishnu & Lakshmi als Erhalter sowie Shiva & Parvati als Zerstörer.

Liste der Chakras und der diesen entsprechenden Gottheiten	
VII	Transzendenz = Brahman
VI	Parvati
V	Saraswati
IV	Shiva
III	Brahma
II	Vishnu
I	Lakshmi

Über die *mentalen* Chakras ist es uns aber auch im Gegenzug möglich, in der Meditation eine Verbindung zu einer dieser Gottheiten aufzunehmen.

KAPITEL 3

Die Bedeutung der Chakras und deren Sektoren

Chakra I

Thema dieses Chakras ist es, in die Welt geboren zu werden. Dies wird auch Inkarnation genannt. Direkt bei der Zeugung, wenn Samen und Eizelle miteinander verschmelzen, inkarniert eine Seele in einen noch sehr kleinen Körper, der in diesem Moment lediglich aus einer einzigen Zelle besteht. In diesem Augenblick sind die Chakras bereits vollständig vorhanden, da die inkarnierende Seele diese mitbringt. Sie sind in diesem Entwicklungsstadium jedoch noch funktionslos. Erst mit dem Durchtrennen der Nabelschnur nehmen die Chakras ihre Funktion auf. Bis zu diesem Zeitpunkt ist der Mensch absolut von seiner Mutter abhängig, da er nicht in der Lage ist, sich selbst zu versorgen. Er nimmt unmittelbar an dem Leben und Erleben der Mutter teil, was sich sowohl auf Nahrungsmittel als auch auf die Emotionen bezieht. Beides wird von dem kleinen Menschenkind fast ungefiltert aufgenommen und verarbeitet.

Der Prozess der Inkarnation, d.h. die Verbindung der Seele mit der Materie, ist jedoch mit der Geburt noch nicht vollständig abgeschlossen. Dies ist die Aufgabe des Chakra I, welches erst nach der Entbindung aktiv wird. Jetzt erfolgt die stufenweise Eingliederung des Bewusstseins in den physischen Körper und damit auch die gleichzeitige Öffnung für die Außenwelt.

Zunächst wird das Bewusstsein des Menschen auf die Grundbedürfnisse Essen, Trinken und Schlafen gelenkt, da er über die Befriedigung dieser Grundbedürfnisse auf Dauer eine Eigenständigkeit erlangt. Zeitgleich öffnet er sich dadurch immer mehr der Welt, da er einerseits seine Bedürfnisse durch eigene Leistung befriedigen möchte und andererseits dies nur möglich ist, wenn er die Welt um sich herum wahrnimmt. Ansonsten könnte er weder eigenständig seine Nahrung suchen, noch einen geeigneten Schlafplatz auffinden.

Jeder der acht Sektoren von Chakra I entspricht einer dieser Stufen der Inkarnation und bedeutet einen weiteren Schritt in die Unabhängigkeit des Individuums. Es mag auf den ersten Blick unlogisch klingen, dass Schritte in die Unabhängigkeit Inkarnation bedeuten. Wenn man sich jedoch noch einmal den Entstehungsprozess eines Menschen vergegenwärtigt, wie er zuerst in der Fruchtblase vollständig von der Mutter abhängig ist und dann als Säugling ohne fremde Hilfe weder essen noch trinken kann, dann ist es verständlich, dass jeder Schritt in die Unabhängigkeit eine stärkere Inkarnation in den eigenen Körper bedeutet. So bedeutet selbstständig zu essen auch, dass ein Mensch die Bedürfnisse seines eigenen Körpers wahrnimmt und diese gemäß seiner Natur stillt.

Der gesamte Inkarnationsprozess, der durch die einzeln Sektoren des Chakras I definiert wird, dient dazu, sich zu einem eigenständigen Individuum zu entwickeln, welches ohne fremde Hilfe seine Körperfunktionen aufrechterhält. Dies ist die Vorraussetzung für die weitere Entwicklung des Menschen.

1. Sektor: Der erste Sektor hat mit „Abnabelung" zu tun, um ein eigenständiges Leben führen zu können. Das Neugeborene wird direkt nach der Geburt durch das Durchtrennen der Nabelschnur von seiner Mutter körperlich abgenabelt und muss ab diesem Moment alle Funktionen seines Körpers selbstständig aufrechterhalten. Hierdurch erlangt es Autonomie. Im weiteren Verlauf des Lebens nabelt man sich von jeglichen Personen ab, mit denen man sich verbunden fühlt. Dies bezieht sich aber lediglich auf die Gefühle, mit denen man sich emotional an andere bindet. Dazu gehören beispielsweise die Eltern, wenn man aus dem Elternhaus geht. Es können aber auch die Freunde sein, wenn man die Stadt verlässt und an einen anderen Ort zieht.

Eine Freundschaft auf die Ferne ist etwas anderes, als wenn man jemandem räumlich nahe ist, denn letzteres bedeutet unter Umständen eine Fixiertheit auf die andere Person, bis hin zu einer emotionalen Abhängigkeit. Das bedeutet, dass man emotionale Hilfe vom anderen benötigt und sich deshalb anklammert. Hierbei geht man davon aus, dass der andere spürt, wenn es einem schlecht geht, und dass er sich um einen kümmert. Umgekehrt geht der andere ebenso davon aus, dass man mitbekommt, wenn es ihm schlecht geht und man sich gleichermaßen um ihn kümmert. Dabei wird stillschweigend ein gegenseitiges enges Verbundenheitsgefühl vorausgesetzt, welches der andere ebenfalls haben sollte, im Sinne von: „Ich klammere mich an dich und gehe davon aus, dass du genauso an mir hängst." Dieses Beziehungsmuster ist ähnlich wie bei einem Säugling. Dieser schreit, um Hilfe zu bekommen, und der andere gibt ihm diese, wenn er ihn schreien hört.

Das funktioniert jedoch nur über das „Wahrnehmen während der Gegenwart". Trifft man beispielsweise einen Freund, dessen Gesicht von Kummer gezeichnet ist, fragt man ihn üblicherweise: „Was für ein Problem hast du?" Auf die Entfernung funktioniert dies jedoch nicht. Hier muss der Freund am Telefon von sich aus sagen: „Mir geht es nicht gut, ich habe ein Problem!"

Zum Inkarnationsprozess, der durch den 1. Sektor definiert ist, gehört auch, sich aus der oben beschriebenen „Unmittelbarkeit" abzunabeln, um Eigenständigkeit zu erlangen und trotzdem noch am Leben des anderen teilzunehmen, auch wenn sich dieser nicht am gleichen Ort befindet. Die Unmittelbarkeit ist dann schon nicht mehr gegeben, wenn sich der andere auch nur in einem anderen Zimmer aufhält. Aus diesem Grund schreien Babys manchmal bereits, wenn ihre Mutter den Raum verlässt und sie allein in ihrem Zimmer bleiben. Sie haben diesen wichtigen Entwicklungsschritt der Abnabelung noch nicht vollzogen.

2. Sektor: Dieser Sektor definiert die Nahrungsaufnahme. Hierbei geht es darum zu spüren, welcher Nahrung der eigene Körper bedarf und wann er diese braucht.

Es sollte ausschließlich das gegessen werden, was einem bekommt, und nur die Menge, die man benötigt. Störungen würden sich hier sowohl durch eine einseitige Ernährung bemerkbar machen als auch durch eine falsche Menge. Mehr zu essen als der Körper braucht, führt zu Übergewicht, und zu wenig zu essen führt zu Abmagerung.

Das „Wann" bedeutet, dann zu essen, wenn man Hunger hat – und auch nur dann. Dies ist sehr wichtig, da es zu einer Überlastung des Stoffwechsels kommen kann, wenn man zur falschen Zeit Nahrung zu sich nimmt. Ein übergangener Hunger führt zu einem energetischen Mangel, was langfristig Organschäden zur Folge hat.

3. Sektor: Bei diesem Sektor geht es um die Flüssigkeitsaufnahme. Die Funktionsweise ähnelt dem des 2. Sektors. Es geht hier konkret darum, zu spüren, wann der eigene Körper Flüssigkeit benötigt und welche Getränke diesem zuträglich sind[15]. Die Flüssigkeitsaufnahme ist jedoch wesentlich komplexer als die Nahrungsaufnahme, da die Flüssigkeitsmenge, die der Körper benötigt, um optimal zu funktionieren, höher ist als das momentane Durstgefühl vorgibt. Die Problematik begründet sich aus der Zeit des Beginns der Menschheitsgeschichte, als es nicht möglich war, kontinuierlich Flüssigkeit zu sich zu nehmen. Als die damaligen Menschen auf langen Wanderungen waren, mussten sie, wenn sie an einen Fluss kamen, mehr Flüssigkeit aufnehmen, als ihnen das momentane Durstgefühl signalisierte. Diese Flüssigkeitsmenge sollte dann auch für lange Durststrecken ausreichen.

Aus diesem Grund gibt es einen riesengroßen Unterschied zwischen Hunger- und Durstempfinden. Das Hungerempfinden entspricht der Nahrungsmenge, die der Körper gerade benötigt. Danach ist man satt und empfindet bei zu vielem Essen ein unangenehmes Völlegefühl. Sammler waren meist in der Lage, dieses Bedürfnis zu befriedigen. Jäger und Sammler konnten mit Früchten und Cerealien das Defizit an Fleisch auffüllen. Nur reine Jäger waren gezwungen, sich zu überessen, wenn sie ein Wild erlegt hatten, was aber immer ein unangenehmes Völlegefühl auslöste und zeigte, dass das unnatürlich ist. Aus Erfahrung wurde dieses unangenehme Gefühl übergangen, weil sie

---

15 Letzteres hat im Laufe der Menschheitsentwicklung immer mehr an Bedeutung gewonnen. Zu Anfang gab es nur Wasser zu trinken, und diese Funktion beschränkte sich darauf, ob das Wasser trinkbar war oder nicht.

wussten, dass sie danach längere Zeit ohne Nahrung auskommen mussten.

Beim Trinken gibt es dieses „Übersättigungsgefühl" nicht, es sei denn, es werden sehr große Mengen in kurzer Zeit hinuntergestürzt. Der archaische Mechanismus ermöglicht überhaupt erst die heutigen Saufgelage.

Der Durstmechanismus ist bei vielen Menschen gestört, so dass ein zu geringes Durstgefühl auftritt, welches nur den momentanen Flüssigkeitsbedarf deckt, nicht aber die Menge, die der Organismus benötigt, um optimal zu funktionieren. Umgekehrt wird bei Festen meist mehr getrunken, als für den Körper gut ist.

4. Sektor: Dieser Sektor bezieht sich auf die angemessene Schlafmenge. Hierzu gehört, zu erspüren, wann der Körper Schlaf benötigt und zu erwachen, wenn der Schlafbedarf gedeckt ist. Hierbei handelt es sich um das normale Ruhebedürfnis, welches nichts mit Träumen zu tun hat.

Ein Säugling verbringt die Zeit zwischen Essen und Trinken mit Schlafen. Zum Inkarnationsprozess gehört somit auch die Reduzierung der Schlafmenge, um aktiv am Leben teilzunehmen.

5. Sektor: Dieser Sektor steht für die Atmung. Ebenso wie das Verlangen nach der erforderlichen Nahrungs- und Flüssigkeitsmenge gibt es ein Bedürfnis nach optimaler Sauerstoffaufnahme, einen Atemrhythmus, der den momentanen Anforderungen entspricht. Das bedeutet, in Ruhelage langsam und tief zu atmen, um seine eigene Mitte zu spüren und nicht durch einen hektischen Atemrhythmus eine innere Unruhe zu erzeugen. Umgekehrt darf bei körperlicher Anstrengung der Atemrhythmus nicht zu schwach sein, da man sonst irgendwann nach Luft schnappt.

Die Anpassung des Atemrhythmus an die Anforderungen durch die Außenwelt ist somit ebenfalls Teil des Inkarnationsprozesses.

6. Sektor: Dieser Sektor bestimmt unser Wärme- und Kälteverhalten. Dazu gehört, zu spüren, dass der Körper leidet, wenn er auskühlt, so dass es dann sinnvoll ist, wärmere Kleidung zu tragen. Umgekehrt ist es auch wichtig zu erkennen, dass Hitze ebenfalls für den Körper nicht zuträglich ist.

Aus diesem Erspüren resultiert, dass man angemessene Kleidung anzieht. Leider wird dieser natürliche Prozess häufig durch Modetrends gestört.

7. Sektor: In diesem Sektor geht es um die Kommunikation mit der Umgebung im Sinne von: „Wie viel Nähe ist mir zuträglich, und wann ist es besser, mich zurückzuziehen?" Gemeint ist hier die direkte Nähe, sei es durch Umarmung oder auch durch das Teilen des gleichen Raumes.

Es gibt Momente, in denen es für den Körper nicht gut ist, berührt zu werden, um ungestört den Körperfunktionen nachzugehen. So entsteht beispielsweise bei einem vollen Magen das natürliche Bedürfnis, nicht angefasst zu werden. Es kann aber auch vorkommen, dass es sinnvoll ist, optische und akustische Reize zu vermindern und sich zurückzuziehen und nicht der Unterhaltung anderer beizuwohnen, geschweige denn selbst an der Unterhaltung teilzunehmen. Hier geht es nicht um Zeiträume von Tagen oder Wochen, sondern um kurze Phasen im Tagesrhythmus, wie z.

B. bei einem vollen Magen, direkt nach einem Arbeitstag oder auch unmittelbar nach starker körperlicher Anstrengung.

Diesem normalen Schutzbedürfnis des Körpers wird unser moderner Lebenswandel meist nicht gerecht. Die Folge ist, dass sich die Betroffenen gestresst fühlen, ohne dass hohe Anforderungen an sie gestellt wurden.

8. Sektor: Dieser Sektor hat mit der Fortpflanzung zu tun. Obgleich in der Kleinkindphase noch keine Kinder gezeugt werden können, entstehen Wohlgefühle im Geschlechtsteil als Vorbereitung auf die spätere Zeugung von Kindern. Es geht darum, bezüglich der körperlichen Empfindung im Geschlechtsorgan eine besondere Aufmerksamkeit zu erzeugen.

Das lässt sich wiederum auch archaisch erklären: Bei den Urmenschen, die anfangs ohne Kleidung herumliefen, mussten die Geschlechtsorgane besonders vor Verletzungen geschützt werden, um eine spätere Fortpflanzung zu gewährleisten. Diese besondere Aufmerksamkeit auf das Geschlechtsorgan hat noch nichts mit Sexualität zu tun und auch nicht direkt mit Fortpflanzung. Es geht lediglich um ein Wohlgefühl in einem besonderen Körperteil, um dort eine Wichtigkeit, wie etwa für Essen und Trinken, zu erzeugen. Essen und Trinken ist lustvoll, wodurch gewährleistet ist, dass sich der Betroffene um die Befriedigung dieser Grundbedürfnisse bemüht. Genau dieses lustvolle Element ist auch im Geschlechtsorgan enthalten und erzeugt dort eine besondere Aufmerksamkeit, auch wenn noch kein direkter Geschlechtstrieb vorhanden ist.

Chakra II

Thema des Chakras II ist das Erleben einer sinnlichen Lust, die am Anfang mit einer sinnlichen Berührung beginnt, sich zu einer Gefühlsexplosion steigert, die dann abrupt endet, um anschließend ein Gefühl tiefer, lang anhaltender Befriedigung zu erzeugen.

1. Sektor: Der erste Sektor hat mit Berührungsempfindung zu tun. Er definiert, wie man Berührungen von außen empfindet – gleichgültig ob sie als lustvoll oder gar als unangenehm wahrgenommen werden, ob sie Wohlbefinden oder Widerwillen erzeugen.

Hierbei handelt es sich um das ganze Spektrum der Berührungen, vom Streicheln bis hin zur sexuellen Stimulation. Mit sexueller Vereinigung hat dieser Sektor jedoch nichts zu tun, sondern nur damit, wie sensibel die Haut für Berührungen ist.

2. Sektor: Dieser Sektor hat mit dem sexuellen Akt zu tun, dem Verlangen nach geschlechtlicher Vereinigung ohne Einbeziehung von tieferen Gefühlen füreinander. Hierbei geht es um die direkte Stimulation von erogenen Zonen und Penetration. Aus diesem Grund ist Sex ohne Liebe möglich. Zu diesem Sektor gehört es, ganz allgemein körperliche Gefühle aufzustauen, um sie dann lustvoll zu entladen. Dazu kann auch Wut gehören, die als körperbezogen erlebt wird – eine Wut, bei der sich der Betroffene kaum noch beruhigen kann, weil sie von Anfang an dahin strebt, einen Höhepunkt zu erleben. Wenn dieser erreicht ist, verraucht sie einfach. Diese Art der Wut ist deshalb körperbezogen, weil sie so intensiv erlebt wird, wie auch sexuelle Stimulation erlebt werden kann.

3. Sektor: Dieser Sektor hat mit dem Gefühl der Verbundenheit mit anderen Menschen zu tun, wie sie nach dem Geschlechtsakt auftritt. Dieses Gefühl kann auch unabhängig vom Sexualakt auftreten. Es tritt nach allen Situationen auf, in denen ein tief befriedigendes, sinnliches Erlebnis mit anderen Menschen erlebt wird, wie beispielsweise ein berauschendes Konzert oder der Besuch einer Kunstgalerie mit Bildern, die einen tief in der Seele berühren.

Menschen, mit denen man ein solch sinnliches Ereignis durchlebt hat, bleiben oft noch lange mit dem Gefühl der Verbundenheit in Erinnerung.

Chakra III

Thema dieses Chakras ist es, das Bewusstsein des Menschen für jeden zu öffnen, dem er begegnet, angefangen von seiner Familie, über Geschäftspartner, bis hin zur Gesellschaft. Mit dem Gewahrwerden des Gegenübers stellt sich gleichzeitig die Frage: Passt man sich an oder setzt man sich durch? Um Gefühle von Freundschaft, Zuneigung oder gar Liebe geht es hierbei nicht, sondern ausschließlich darum, die eigene Position zum Gegenüber zu finden.

1. Sektor: Der erste Sektor definiert, wie die „Erstreaktion" auf jegliche Art von persönlicher Begegnung ausfällt. Er bestimmt, wie man dem anderen gegenüber reagiert, wenn man ihm begegnet. Allerdings definiert dieser Sektor nur die erste spontane Reaktion, die man beim In-Kontakt-Treten mit einem anderen Lebewesen zeigt. Aufgrund des Themas dieses Chakras bezieht sich diese Erstreaktion nur darauf, ob man sich dem Gegenüber anpasst oder durchsetzt. Dies ist unabhängig davon, wo oder wie die Begegnung stattfindet. Es spielt hierbei auch keine Rolle, ob es sich um einen Familienangehörigen handelt oder um einen Fremden. Erst nach dieser Erstreaktion erfolgt ein kontrolliertes Handeln, ein gezieltes Eingehen auf die andere Person, was durch die nachfolgenden Sektoren dieses Chakras definiert wird.

2. Sektor: Dieser Sektor hat mit dem chakra-typischen Verhalten der eigenen Familie gegenüber zu tun. Er bestimmt nicht nur die Art und Weise, wie man den Eltern gegenüber reagiert, sondern auch die Reaktion seinen

Kindern gegenüber. Zu diesem Sektor zählt auch das chakra-typische Verhalten der Ehefrau gegenüber, jedoch nur in ihrer Funktion als Mutter der Kinder, nicht als Geliebte – das gehört zum Chakra IV.

3. Sektor: Dieser Sektor bezieht sich auf den Beruf und definiert, wie man auf die Arbeitskollegen und den Chef reagiert.

4. Sektor: Dieser Sektor definiert die Reaktionen in Bezug auf die Gesellschaft. Er bestimmt das chakra-typische Verhalten Fremden gegenüber.

Das dritte Chakra zeigt, wie widersprüchlich Verhaltensmuster sein können. So gibt es Menschen, die in der Familie tyrannisch und herrschsüchtig sind, sich ihren Arbeitskollegen und ihrem Chef gegenüber jedoch unterwürfig verhalten.

Chakra IV

Thema dieses Chakras ist es, das Bewusstsein des Menschen für Empfindungen zu öffnen, um Gefühle wie Freundschaft, Zuneigung oder gar Liebe zu anderen erleben zu können. Dadurch ist man überhaupt erst in der Lage, anderen gegenüber Gefühle zu empfinden.

Ging es beim dritten Chakra darum, sich des anderen gewahr zu werden, – um sich anzupassen oder durchzusetzen, so gilt es im vierten Chakra nun, das Bewusstsein für den anderen zu öffnen, um erleben zu können, was für Gefühle man einem anderen Menschen gegenüber empfindet.

1. Sektor: Dieser Sektor definiert, wie viel Sympathie ein Mensch für einen anderen beim ersten Kontakt empfindet. Hier geht es um die spontane Bereitschaft, wie viel Gefühl man bereit ist, dem anderen bei der ersten Begegnung zu geben, wie viel Sympathie wir im ersten Augenblick für ihn empfinden – ob man ihn freundlich anlächelt, desinteressiert wegschaut oder ihn gar eines grimmigen Blickes würdigt.

Bei dieser Form der „Erstreaktion" ist es völlig unerheblich, ob es sich um nahestehende, vertraute Menschen handelt oder um fremde. Hierzu gehört auch das gesamte Feld der flüchtigen Begegnungen mit Personen, denen man nur einmal auf der Straße begegnet.

Erst nach dieser Erstreaktion erfolgt das differenzierte Empfinden, welches sich in die anderen Sektoren aufspaltet, ähnlich wie beim dritten Chakra.

2. Sektor: Der zweite Sektor bestimmt, was man für Personen empfindet, die einem nahestehen. Aus der Empfindung für sie ergibt sich die Art, wie man ihnen begegnet. Hierzu zählen alle Menschen, mit denen man sich verbunden fühlt, wie Freunde, Nachbarn oder auch Geschäftspartner.

3. Sektor: Zu diesem Sektor gehören die Gefühle, die man den Familienmitgliedern entgegenbringt. Hierzu zählen die Emotionen, die man für seine Eltern und deren Verwandte, seine Geschwister und seine eigenen Kinder empfindet.

4. Sektor Dieser Sektor bestimmt die Emotionen für alle Menschen, die für einen eine Vorbildfunktion besitzen. Hierzu zählen beispielsweise Lehrer, die akzeptiert und geehrt werden, da man ihnen unendlich dankbar für das Wissen ist, das sie einem vermitteln. Zu diesem Sektor gehört auch das tiefe Gefühl, welches man für seinen spirituellen Lehrer empfindet.

5. Sektor Dieser Sektor definiert einzig und allein das Gefühl, das man dem Geliebten und späteren Ehepartner gegenüber empfindet. Diese tiefe Liebe kann nur bei einer einzigen Person erlebt werden. Sie ist sehr viel mehr als die Herzlichkeit, die man bei Freunden oder Familienmitgliedern fühlt.

Das intensive Gefühl, welches durch diesen Sektor definiert wird, ist die völlige Hingabe, bei der man bereit ist, sich so hinzugeben, dass man sich dabei verliert. Diese allein ermöglicht überhaupt erst eine befriedigende Sexualität, in der man mit dem anderen eins wird. In diesem Moment gibt man nur, und die sexuelle Lust ist ein Geschenk, das der andere für diese Hingabe zurückgibt. Im zweiten Chakra ist der sexuelle Akt nur ein Empfangen von sinnlichen Berührungen, das sich bis zu einer Katharsis steigern lässt, um anschließend zusammenzubrechen. Erst durch die Liebe des vierten Chakras wird die körperliche Vereinigung zu einem intensiven Gefühlsaustausch.

6. Sektor Dieser Sektor definiert die Liebe zu Gott. Hierbei geht es um das Gefühl, welches ein Mensch für ihn empfinden kann – reines Geben, ohne unmittelbar etwas dafür zurückzuerhalten. Es ist Liebe um ihrer selbst willen, ohne etwas zurückzuerwarten.

Diese Form der Liebe ist hier im Westen relativ fremd, da durch die vorherrschende Religion eine Trennung zwischen Gott und Mensch suggeriert wird. Im Osten existiert eine solche Trennung nicht. Dort erlebt der Mensch Gott in sich selbst. Durch Meditation auf dieses Chakra versucht man, sich mit Gott zu vereinigen. Die hierbei empfundene Liebe kann als etwas sehr Konkretes erlebt werden, tiefer und intensiver als die Liebe zum Ehepartner.

Die Meditation auf das Herz-Chakra ist ein Mittel, sich der göttlichen Immanenz bewusst zu werden und sich mit Gott weiter zu vereinigen.

Chakra V

Thema dieses Chakras ist es, das menschliche Bewusstsein für die Erkenntnis seiner selbst im Bezug zum Universum zu öffnen. Dadurch ist man in der Lage, hinter die Dinge zu schauen, um sich selbst zu erkennen. Daraus erfolgt das Bewusstsein, wer man ist. Dies hat jedoch nichts mit Selbstbewusstsein zu tun, sondern damit, zu wissen, wo man im Universum steht. Dies führt dazu, dass man bewusst die eigene Position zum Gegenüber wählen kann, aus der man heraus mit anderen in Kontakt treten möchte. Jetzt hat man zum ersten Mal die Möglichkeit zu entscheiden, inwieweit man jemanden an sich heranlässt oder ihn sich auf Distanz hält. Dies äußert sich in der Art und Weise, wie man mit seinem Gegenüber kommuniziert. Das wesentliche Element dieses Chakras ist somit die Kommunikation.

Die Chakras III bis V haben alle mit der Öffnung des Bewusstseins für die Begegnung mit dem Gegenüber zu tun. Beim dritten Chakra ging es darum, *wie* man auf sein Gegenüber *reagiert*. Dabei stellte sich allein die Frage: „Passt man sich an oder versucht man sich durchzusetzen?" Beim vierten Chakra ging es darum, *was* man für sein Gegenüber *empfindet*, welche Gefühle man für dieses hat. Es existiert bei diesen beiden Chakras noch kein Bewusstsein seiner selbst, d.h. man sieht sich noch nicht und reagiert nur auf die Umgebung. Erst beim fünften Chakra besitzt der Mensch ein solches und kann somit frei wählen, ob und wie er auf sein Gegenüber eingehen möchte. Bei den anderen beiden Chakras besitzt er diese Freiheit nicht, hier laufen die Reaktionen automatisch ab.

Ab dem fünften Chakra kann der Mensch selbst bestimmen, ob und wie er mit seinem Gegenüber in Kontakt treten möchte. Hieraus erfolgt die Art und Weise, *wie* er mit seiner Umgebung *kommuniziert*.

1. Sektor: Dieser Sektor steht für die Kommunikation mit sich selbst, aus der das Wissen erfolgt, wer man ist und wo man im Universum steht. Daraus resultiert die eigene Positionierung in Bezug auf das Umfeld, aus der man heraus kommuniziert. Diese bestimmt die Art und Weise, wie man mit anderen Menschen, mit der Umgebung, mit der Gesellschaft und auch mit Gott in Kontakt tritt.

2. Sektor: Bei diesem Sektor geht es um die Kommunikation mit der näheren Umgebung, unabhängig davon, ob es sich hierbei um Familienmitglieder, Nachbarn oder Geschäftskollegen handelt. Er definiert die Kommunikation mit allen Menschen, die man häufig sieht und mit denen man viel zu tun hat.

3. Sektor: Dieser Sektor hat mit der weiteren Umgebung zu tun. Hierzu zählen Menschen, mit denen man seltener zu tun hat und die man nur gelegentlich trifft, wie beispielsweise im Einkaufsladen, an der Tankstelle oder auf einem Amt. Es sind zwar fremde, aber nicht unbekannte Mitmenschen.

4. Sektor: Zu diesem Sektor gehören unbekannte Menschen, denen man zum ersten Mal begegnet. Hierbei erfolgt das Austesten, welche Position der Unbekannte einem gegenüber hat. Dies passiert im ersten Moment der Begegnung. Dabei wird abgeklärt, ob man mit dem Unbekannten in gleicher Augenhöhe kommuniziert. Gehört der andere zum Pöbel, wie beispielsweise ein Penner auf der Straße, von dem man sich distanziert, oder handelt es sich um eine Person, vor der man Achtung hat und vorsichtig reagieren sollte?

Dieses Austesten ist leicht mit dem des dritten Chakras zu verwechseln. Es gibt jedoch einen großen Unterschied: Im fünften Chakra ist man sich seiner Position bewusst und entscheidet frei, wie man sich dem anderen gegenüber verhält. Im Gegensatz dazu reagiert man im dritten Chakra auf den anderen unwillkürlich, und je nach dem, ob man sich unterlegen oder überlegen fühlt, kämpft man oder passt sich an.

Im fünften Chakra handelt man dagegen stets aus einer Position der Stärke heraus. Selbst in Fällen, in denen man einem anderen unterlegen ist, ist man sich trotzdem bewusst, dass der andere einem Respekt zollt.

5. Sektor: Dieser Sektor steht für die Kommunikation mit dem eigenen geistigen Führer. Hierbei handelt es sich um Menschen, die nach ihrem Ableben freiwillig einen anderen Menschen betreuen und ihn in seiner Entwicklung fördern. Normalerweise wird diese wertvolle Unterstützung nicht bemerkt, außer in Gefahrensituationen, in denen die Vehemenz der Warnungen des geistigen Führers die Wahrnehmungsschwelle überschreitet und sich der Betroffene auf unerklärliche Weise alarmiert fühlt. Anfangs handelt es sich meist um eine nonverbale Kommunikation, aus der aber später eine verbale Kommunikation werden kann, vorausgesetzt der Betroffene besitzt eine mediale Veranlagung, die er schult.

Jeder Mensch besitzt einen geistigen Führer, der ihn sein Leben lang betreut. Spirituelle Heiler haben zusätzlich weitere, die sie bei ihrer heilerischen Tätigkeit unterstützen.

6. Sektor: Zu diesem Sektor gehört die Kommunikation mit Gott. Er definiert die Art und Weise, wie man ihm in der Andacht gegenübertritt. Leider wird in vielen Kulturen dieser Vorgang missverstanden, indem Gott im Gebet die eigenen Wünsche überbracht werden, ohne den Versuch, seine Antwort wahrzunehmen. Andacht ist keine einseitige Kommunikation, was oft unter Gebet verstanden wird, sondern ein Austausch, in dem Gott als reales Gegenüber erlebt wird. Letztendlich geht es darum, seine Gegenwart zu spüren und im Idealfall mit ihm zu kommunizieren. Dies ist anfänglich ein unbestimmtes Gefühl von Nähe, welches Frieden und Geborgenheit vermittelt. Später ist es möglich, ihn in der Meditation zu allen Belangen des Lebens, in denen man Schwierigkeiten hat, zu befragen und nicht nur um seine Führung zu bitten, sondern um konkrete Antwort. Diese kann als Gefühl wahrgenommen werden, was richtig ist und wohin uns unser Weg führen sollte, oder auch als konkrete verbale Antwort, was erst nach fortgeschrittener Meditation möglich ist.

Chakra VI

Thema dieses Chakras ist das Öffnen des menschlichen Bewusstseins für die Einbindung in andere feinstoffliche Realitäten, die jenseits der materiellen Welt liegen.

1. Sektor: Dieser Sektor hat mit der Einstellung zu anderen Realitäten und höheren Welten zu tun. Hierbei ist allerdings nicht Gott gemeint, sondern alles, was sich zwischen ihm und den Menschen befindet. Hierzu zählen u. a. Naturgeister und Engel. Der Sektor definiert, ob man eine natürliche Offenheit diesen Dingen gegenüber besitzt oder ob man eher vorsichtig ist. Somit prägt er die Art und Weise, wie man mit der astralen Welt und den Naturgeistern kommuniziert. Beides lässt sich wie die reale Welt wahrnehmen.

Die spezielle Offenheit für diese Dinge bringt man mit ins Leben. Sie ändert sich im Laufe des Lebens nicht. Selbst wenn man in einer Gesellschaft auf die Welt kommt, in welcher der Umgang damit verteufelt wird, ändert sich an dieser Offenheit nichts, nur die mentale Einstellung dazu verändert sich. Diese hat jedoch nichts mit diesem Sektor zu tun. Durch eine rigide Erziehung baut der Betroffene mentale Muster auf, die sein Verhalten diesen Dingen gegenüber prägt. Die spezielle Offenheit, die dieser Sektor definiert, bleibt jedoch noch erhalten.

2. Sektor: Dieser Sektor steht für den Umgang mit Naturgeistern, der einst in unserem Kulturkreis natürlich und selbstverständlich war und es heute noch bei vielen Naturvölkern ist. Mit Beginn des wissenschaftlichen

Zeitalters wurde das Wissen um diese Naturreiche in unserer Kultur unterdrückt, da dieser Bereich in der bei uns vorherrschenden Religion nicht verankert ist. In anderen Kulturen blieb das Wissen um die Naturgeister bis in unsere heutige Zeit erhalten, z.b. im shintoistischen Japan.

3. Sektor: Dieser Sektor definiert die Art und Weise, wie man mit dem Bereich, der allgemein als Jenseits bezeichnet wird, umgeht. Hierbei handelt es sich um das Reich der Verstorbenen, in dem man die Ahnen vermutet. Die Vorstellung darüber ist religiös und kulturell geprägt. Der Kontakt mit Verstorbenen ist allerdings nicht vorgesehen und ereignet sich nur in einigen wenigen Ausnahmefällen durch ganz besondere Umstände. In diesen seltenen Fällen zeigt sich, ob die Offenheit dieses Sektors gegeben ist und ob man natürlich und unvoreingenommen damit umgehen kann.

Damit ist jedoch nicht der Umgang mit erdgebundenen Seelen gemeint. Bei diesen handelt es sich um Menschen, die ihren Weg zum Licht nicht gefunden haben und noch in unserer Sphäre verbleiben und umherirren. Der Kontakt mit ihnen ist weder natürlich noch normal.

4. Sektor: Dieser Sektor hat mit dem Bereich zu tun, in dem sich die Wesen befinden, die man als Engel bezeichnet. Diese Geschöpfe entstammen einer völlig anderen Sphäre und durchleben eine komplett andere spirituelle Entwicklung als wir Menschen. Deshalb sind sie uns letztendlich sehr fremd. Aufgrund ihrer neugierigen Natur interessieren sie sich dafür, was mit Menschen geschieht und werden gelegentlich von sensitiven Personen wahrgenommen, wenn sie ihre Sphäre verlassen

und sich in die den Menschen umgebende Astralsphäre begeben.

5. Sektor: Dieser Sektor hat mit der konkreten Wahrnehmung
von geistigen Führern zu tun. Während im fünften
Chakra ihre Gegenwart nur vage gespürt wird, sind
sie hier für Menschen sichtbar, die diese Fähigkeit
besitzen. In diesem Fall werden die geistigen Führer
entweder als inneres Bild oder in hellsichtiger Weise
durch die physischen Augen wahrgenommen.

6. Sektor: Dies ist der Sektor der Medialität und steht für die Fähigkeit der Inkorporation. Das bedeutet, dass ein geistiger Führer in den Körper eines Menschen eintreten
und, wie beispielsweise bei einem spirituellen Heiler,
kranke Menschen behandeln kann. Natürlicherwei-
se geschieht das bei vollem Bewusstsein, bei dem der
Heiler den Vorgang des Einklinkens und Verlassens
deutlich spürt. Vorraussetzung dafür ist, dass dieser
mit seinem geistigen Führer kommunizieren kann, um
dafür sein Einverständnis zu geben. Alles, was beim
Vorgang der Inkorporation geschieht, erfolgt bei vollem Bewusstsein und der Möglichkeit, diesen Vorgang
abzubrechen, wann immer der Heiler es wünscht.

Es entspricht jedoch nicht dem Bedürfnis, das dieser
Sektor definiert, dass der Heiler bei der Inkorporation
das Bewusstsein verliert und nicht mitbekommt, was
der geistige Führer unter Gebrauch seines Körpers tut
oder sagt. Dies würde letztendlich eine Vergewalti-
gung darstellen, bei der ihr, wie bei einer Hypnose,
ein fremder Willen aufgezwungen wird.

7. Sektor: Dieser Sektor hat damit zu tun, dass sich der Mensch als ein Teil der astralen Welt erlebt. Das ist die Wahrnehmung, dass das Selbst als allumfassendes Bewusstsein die Astralwelt mit einschließt.

Die Wahrnehmung des Menschen ist „normalerweise" auf die physische Welt beschränkt, was aus spiritueller Sicht eine Einschränkung bedeutet. In Wirklichkeit umfasst das, was der Mensch ist, sowohl die physische als auch die astrale Welt.

Der Sektor definiert das Wissen, dass der Mensch all dies ist und die Astralwelt somit auch einen Teil seines Erlebnisfeldes darstellt. Ein Teil seines Bewusstseins erlebt die physische Welt. Dieser ist nur auf sie fixiert. Ein anderer Teil seines Bewusstseins ist auch Teil der Astralwelt und schließt die Möglichkeit ein, diese so real zu erleben wie die physische Welt. Das Wissen und die Offenheit um diese Dinge ist somit das Thema dieses Sektors.

8. Sektor: Durch diesen Sektor ist das Bewusstsein des Menschen auf der Astralwelt verankert. Dies beinhaltet die Fähigkeit, die Aufmerksamkeit dorthin zu lenken und Eindrücke aus der Astralwelt genauso real zu erleben, wie die aus der physischen Welt. Das Empfinden, wer man ist, ändert sich dadurch nicht mehr groß. In diesem Entwicklungsstadium lebt man in beiden Welten, und selbst der Tod ändert kaum etwas an der Art und Weise, wie man sich wahrnimmt. Diese Kontinuität ermöglicht nur eine erwachte Kundalini.

Chakra VII

Thema dieses Chakras ist das Öffnen des menschlichen Bewusstseins für Gott.

1. Sektor: Der erste Sektor hat mit der Einstellung zum Göttlichen zu tun. Dies beinhaltet Offenheit, Verlangen und Suche nach Gott.

2. Sektor: Dieser Sektor definiert die Einstellung zur Religion. Dies beinhaltet die Bereitschaft zu religiösen Praktiken und die Akzeptanz von religiösen Lehren, die auch Gebote, Verbote und Einschränkungen für unser Leben mit einschließen, um dadurch Gott näher zu kommen. Alle Arten von Anstrengungen, die ein Mensch unternimmt, um den Weg zu Gott zu beschreiten, werden durch diesen Sektor definiert. Dazu gehören auch Pilgerreisen, asketische Übungen oder freiwillige Jahre in einem Kloster.

3. Sektor: Dieser Sektor hat mit der Einstellung zum Solaren Logos zu tun. Dieser ist eine Wesenheit, welche die spirituelle Entwicklung aller Lebewesen eines Sonnensystems überwacht und ihnen die Richtung zu Gott weist. Als geistiges Wesen, das der Sonne innewohnt, dient es als Leuchtfeuer zu Gott. Sichtbar am Firmament symbolisiert es das göttliche Licht und erweckt das Verlangen, Gott näherzukommen. Ohne den Ruf des Solaren Logos würde kein Mensch religiöse Gefühle entwickeln können – ohne seine Präsenz würde die Welt in Atheismus und Nihilismus versinken.

In einigen Kulturen wurde der Solare Logos unseres Sonnensystems als Sonnengott verehrt und fälschlicherweise mit dem Schöpfer gleichgesetzt.

4. Sektor: Dieser Sektor definiert die Einstellung zur eigenen Göttlichkeit. Jeder Mensch trägt das unmanifestierte Göttliche (Transzendenz) und das manifestierte Göttliche (die "geoffenbarte" Gottheit) als göttlichen Funken in sich. Unsere Beziehung zu diesem göttlichen Funken wird durch diesen Sektor definiert.

5. Sektor: Dieser Sektor hat mit der Einstellung zur Göttlichkeit im anderen Menschen zu tun. Er definiert das Gewahrsein, dass jeder Mensch, ob Freund oder Feind, dasselbe Göttliche als individuellen göttlichen Funken in sich trägt und in dieser Betrachtungsweise weder über noch unter uns steht. Der göttliche Funke des Anderen ist aber auch nicht EINS mit uns, sondern Teil eines hinter allen Erscheinungsformen befindlichen Göttlichen.

6. Sektor: Dieser Sektor definiert unser Verhältnis zur manifesten (auch als geoffenbart bezeichneten) Gottheit. Diese ist zugleich[16] Schöpfer, Erhalter und Zerstörer des gesamten Universums. In diesem Sektor geht es nicht um religiöse Praktiken wie Anbetung oder Verherrlichung dieser Gottheit, sondern um die persönliche Art der Begegnung mit ihr. Diese kann von Respekt, Liebe aber auch Angst geprägt sein. Der Sektor zeigt unsere Einstellung zur persönlichen Gottheit, die wir in dieses Leben mitgebracht haben und die durch Missio-

---

16 Im Hinduismus auch als Sadashiva bezeichnet.

nierung und religiöse Lehren nicht verändert werden kann.

7. Sektor: Dieser Sektor steht für die Einstellung zur Transzendenz. Der Begriff Transzendenz bezeichnet etwas, für das es eigentlich keine Worte gibt – den göttlichen Urgrund, unmanifest, transzendent, ohne Eigenschaften, Ursprung von Raum und Zeit, Ursprung von allem, was existiert, ohne Anfang und ohne Ende.

Der Sektor beinhaltet die Akzeptanz, dass diese Unendlichkeit in einem selbst vorhanden ist. Diese befindet sich jenseits von allem Erfahrbaren, und das, was man von sich (als das Ego) kennt, existiert dort noch gar nicht.

8. Sektor: Dieser Sektor beinhaltet die Erkenntnis, dass die Unendlichkeit in einem selbst (die Transzendenz) das ist, was man eigentlich ist. Sie wird daher auch als das Selbst bezeichnet. Das, was man von sich als Ego kennt, besitzt demnach keine Wirklichkeit. Die eigentliche Thematik dieses Sektors ist daher die Unterscheidung zwischen Selbst und Nichtselbst und definiert die Einstellung zur realen Welt in Bezug zur Transzendenz.

9. Sektor: Dieser Sektor umfasst das Wissen, dass nur die Transzendenz real und ewig und das Universum vergänglich ist, wie ein Eisberg im Meer. Er besteht zwar aus dem gleichen Material, aber er wird eines Tages schmelzen und wieder zum Meer werden. Aus dieser Einsicht heraus besitzt der Eisberg keine eigene Realität.

Der Sektor definiert demnach das Erleben der physischen Welt als Illusion (Maya).

10. Sektor: Aus diesem Sektor entwickelt sich das Bedürfnis, sich nach innen zu wenden, die äußeren Sinne abzuschalten und das eigene Selbst wahrzunehmen. Er definiert das Verlangen, seinen eigenen Ursprung zu finden.

11. Sektor: Dieser Sektor beinhaltet den Vorgang der Meditation, bei dem sich das Bewusstsein nach innen wendet und sich in die eigene innere Tiefe versenkt. Er umfasst alles, was wir in der tiefen Meditation erleben. Gemeint sind damit nicht Entspannungsübungen, wie z.B. Autogenes Training, sondern ausschließlich die Meditation auf den eigenen göttlichen Urgrund.

12. Sektor: Dieser Sektor steht für die Einswerdung mit der Transzendenz. Die letzte Stufe der spirituellen Entwicklung ist die bewusste Vereinigung mit der Transzendenz. Der Meditierende ruht im Selbst und erlebt: ICH BIN DAS (Tat tvam asi).

Dies lässt sich weder beschreiben noch erklären, da zu einer Erkenntnis stets die Trennung zwischen Subjekt und Objekt nötig ist; man kann nur etwas erkennen, was sich außerhalb von einem selbst befindet. In diesem Fall sind jedoch der Erkennende, der Vorgang des Erkennens und das Objekt der Erkenntnis eins.

Dieser Zustand der Vereinigung wird als Yoga-Samadhi bezeichnet.

KAPITEL 4

Störungen der Chakra-Sektoren

Charakterschwächen als Ausdruck von Chakra-Störungen

Bei der Beschreibung des Charakters eines Menschen werden neben den Vorlieben und Abneigungen häufig auch die Verhaltensmuster genannt, die typisch für ihn sind. Hierbei handelt es sich meistens um seelische Eigenschaften, die gelegentlich anhand von Situationen beschrieben werden. Dazu gehören beispielsweise:

- Wenn er an einer Kasse warten muss, wird er schnell ungeduldig.
- Er liebt, es im Herbstnebel spazieren zu gehen.
- Vor Hunden hat er Angst.
- Er ist sehr gesellig und trifft sich viel mit Freunden.

Bei der Beschreibung der negativen Eigenschaften eines Menschen spricht man häufig auch von Charakter- oder Persönlichkeitsschwächen. Diese sind daran zu erkennen, dass der Betroffene selbst oder sein Umfeld unter ihnen leidet. So beschränkt sich beispielsweise Ängstlichkeit nur auf einen selbst, während durch Tyrannei das Umfeld unter der Herrschsucht leidet.

Ein weiteres Kriterium ist, dass alle Persönlichkeitsschwächen das Erleben des Menschen einschränken. Bei der Ängstlichkeit entgeht dem Betroffenen etliches, was er erleben könnte, wovor ihn aber seine Angst zurückhält, während der Tyrann durch sein Verhalten kaum wahre Freundschaft erleben wird.

Bei der Behandlung von negativen Eigenschaften ist zu unterscheiden, ob es sich um negative archetypische Gemütszustände, Mentalkörperstrukturen oder Chakra-Störungen handelt.

Charakteristik der archetypischen Probleme

Bei den archetypischen Problemen handelt es sich um die negativen Gemütszustände, die durch die Bach-Blüten verkörpert werden. Diese lassen sich durch das Therapiekonzept der „Neuen Therapien mit Bach-Blüten", das Dietmar Krämer entwickelt hat, erfolgreich behandeln.

Bei archetypischen Problemen ist sich der Betroffene seiner negativen Gefühle bewusst. Diese treten unabhängig von Lebenssituationen auf. So verspürt er beispielsweise mangelndes Selbstbewusstsein sowohl in der Gegenwart von Autoritäten, wie z.B. bei Amtsgängen, als auch im Umgang mit vertrauten Personen. Der Betroffene zweifelt stets an seinen eigenen Fähigkeiten und hat das Gefühl, anderen unterlegen zu sein.

Das Besondere an diesen negativen Gemütskonzepten ist, dass sie stets zu Deformationen im Astralkörper führen. Hierbei handelt es sich um Ausbeulungen oder Eindellungen, die für den geschulten Therapeuten einfach zu ertasten sind. Mittels dieser sensitiven Diagnose können nicht nur negative Emotionen eindeutig verifiziert werden, es ist auch möglich, anhand der Stärke der Aura-Verformungen deren Intensität abzulesen. Die archetypischen Probleme weisen neben den typischen Aura-Deformierungen auch noch genau definierte Aura-Farben auf[17]. Anhand dieser können

---

17 Vgl. Aura und Bach-Blüten – Das Handbuch der Aura-Deutung; Hagen Heimann & Dietmar Krämer, Aquamarin-Verlag, Grafing 2008

Aura-Sichtige erkennen, an welchen negativen Gemütszuständen der Betroffene im Moment leidet.

Charakteristik der Mentalkörper-Strukturen

Der Mentalkörper ist "gequantelt" und besteht aus winzig kleinen "Quantenpaketen", die sehr feine Strukturen und Gebilde erzeugen. Diese bestimmen die Art und Weise, wie wir Dinge auffassen können und bilden damit die Grundmuster unserer Gedanken, Ideen, Einstellungen und unserer Weltanschauung. Durch diese Strukturen wird zum Teil unser Denken gelenkt. Allerdings strukturieren wir mit unseren Gedanken wiederum unseren Mentalkörper. Das bedeutet, dass Mentalkörper-Strukturen und Denken einander bedingen.

Persönlichkeitsschwächen, die auf Mentalkörper-Strukturen[18] beruhen, äußern sich durch ein irrationales Verhalten des Betroffenen in stets denselben Situationen. Obgleich er sich seiner Verhaltensweise bewusst ist, kann er sich dieser dennoch nicht entziehen.

Solche Mentalkörper-Strukturen können sowohl anerzogen als auch erlernt sein. So kann beispielsweise ein Betroffener die Leute aus dem Nachbardorf nicht leiden, obwohl sich diese ihm gegenüber nie etwas zu Schulden kommen lassen haben. Allein aufgrund eines Vorurteils, welches er einmal gehört und für gut befunden hat, wird nun sein Verhalten *nur gegenüber den Mitbürgern des Nachbardorfs* mit Abneigung geprägt sein. Durch eine solche Mentalkörper-Struktur ist die Erlebnisfähigkeit des Betroffenen eingeschränkt, da er so niemals eine freundschaftliche Beziehung zu diesem Nachdorf aufbauen kann. Zwar ist er zu den Mitmenschen anderer Dörfer freundlich, sein Umgangston kann sich jedoch ändern, wenn einer von diesen ein freundschaftliches Verhältnis zu den Bürgern aus dem einen bestimmten Nachbar-

---

18 Diesen Begriff wählte ich aufgrund der Art und Weise, wie der Mentalkörper aufgebaut ist.

dorf unterhält. In diesem Fall besteht einerseits die Möglichkeit, dass der Betroffene sich von *seiner* Mentalkörper-Struktur trennt, indem er nun die Sichtweise des anderen annimmt und damit eine andere Weltanschauung erlangt. Andererseits kann es aber auch genauso gut sein, dass er nun das freundschaftliche Verhältnis zu dem Bürger des anderen Dorfes aufkündigt.

Eine Persönlichkeitsschwäche, die auf Mentalkörperstrukturen zurückzuführen ist, kann nur von einem Heiler behandelt werden, der die Einschränkung der Erlebnisfähigkeit beim Betroffenen und die dazugehörige Struktur im Mentalkörper direkt wahrnehmen kann. Hierzu muss er in der Lage sein, die gesamte Persönlichkeit des Betroffenen komplett zu erfassen, da andere Diagnosemöglichkeiten, wie beispielsweise körperliche Testpunkte, Aura-Farben oder Aura-Deformierungen, hier nicht bestehen. Neben der exakten Diagnose-Stellung muss der Heiler dem Betroffenen die Tragweite der Folge einer solchen Behandlung erklären und zeitgleich überprüfen, ob diese vom Patienten auch wirklich verstanden wurde[19]. Erst dann kann der Therapeut die Zustimmung zu diesem massiven Eingriff erhalten.

Charakteristik von Chakra-Störungen

Charakterschwächen, die auf Chakra-Störungen beruhen, äußern sich durch *ein* Reaktionsmuster, welches stets in *einer* bestimmten Lebenssituation absolut unbewusst abläuft und das Verhalten des Betroffenen prägt. So kann sich beispielsweise jemand sehr wohl gegenüber seinen Freunden, Bekannten und Fremden behaupten und sich für diese auch Dritten gegenüber stark machen. Derselbe

---

19 Die Aufgabe, die sich hier stellt, besteht darin, dem Betroffenen wertfrei seine eigene eingeschränkte Erlebnisfähigkeit bewusst zu machen, was er aufgrund seiner Weltanschauung eigentlich nicht erfassen kann, ohne seine weitere Persönlichkeit in Frage zu stellen.

Mensch knickt aber augenblicklich ein, wenn er seinem Chef oder einem Arbeitskollegen gegenübersteht.

Ein solch auffälliges Verhalten ist ein deutlicher Hinweis auf eine Chakra-Störung. Absolut typisch hierfür ist, dass es stets nur in *einer* bestimmten Lebenssituation auftritt. Eine solche Persönlichkeitsschwäche ist niemals anerzogen oder erlernt.

Ein weiteres Kriterium für eine Chakra-Störung ist, dass sich der Betroffene seines Reaktionsmusters meist nicht bewusst ist, obgleich dieses für Außenstehende offensichtlich ist. Aura-Sichtige erkennen beim Betroffenen in dem Sektor, der mit der jeweiligen Lebenssituation zu tun hat, eine, wie ich sie nenne, **Eigeneinfärbung**. Diese unterscheidet sich deutlich von den anderen Chakra-Farben, die ineinander fließen. Bei der Eigeneinfärbung handelt es sich um eine *archetypische* Farbe, die ansonsten nicht in dem gestörten Chakra erscheint. Sie bildet sich dadurch, dass die kleinen Chakra-Schindeln absolut ineinander verkeilt sind. Dies hat den Effekt, dass in einer Lebenssituation nur für *eine* bestimmte Emotion Baumaterial aufgenommen werden kann. So besitzt der Betroffene eine absolut eingeschränkte Erlebnis- und Reaktionsmöglichkeit in dem Lebensbereich, für den der entsprechende Chakra-Sektor steht.

Eine solche Charakter-Störung kann *nur* von dem Betroffenen selbst beseitigt werden, indem er die in diesem Buch beschriebene Chakra-Mantra-Meditation ausübt. Ein direktes Einwirken durch einen Heiler zeigt hier keinerlei Wirkung. Ebenso wenig lassen sich die Charakter-Störungen durch die „Neuen Therapien mit Bach-Blüten" beseitigen.

Chakra I

1. Sektor: Eine Störung in diesem Sektor, der mit der Abnabelung zu tun hat, um ein eigenständiges Leben zu führen, macht sich dadurch bemerkbar, dass der Betroffene Bindungen erzeugt, von denen er sich abhängig macht. Beispielsweise hat er Freunde, zu denen er eine ähnlich enge Bindung erlebt wie zu seinen Eltern. Er macht sein Verhalten abhängig von seinen Freunden und tut stets das, was diese ihm raten.

Ein sicheres Indiz für eine Störung in diesem Sektor ist, dass der Betroffene keine eigenständige Entscheidung treffen kann, ohne Freunde oder Eltern zu fragen, und dass er ständig deren Kontakt sucht – körperlich oder auch per Telefon bzw. SMS. Er führt ein unselbstständiges Leben und kann ohne die anderen nichts genießen. In einigen Fällen sind es die Eltern, von denen er sich nicht abnabelt, vielfach sind es jedoch die Freunde.

Der Ehepartner zählt jedoch nicht dazu, da es normal ist, ihn bei allem, was man tut, einzubeziehen. Wenn sich jemand an den Ehepartner anklammert, ist dies ein negativer archetypischer Zustand (z.B. Heather). Sich im erwachsenen Alter von den Eltern abhängig zu machen, kann in seltenen Fällen auch archetypisch bedingt sein. Sich von Freunden abhängig zu machen, ist jedoch typisch für eine Störung in diesem Sektor. Hier setzt der Betroffene ein Abhängigkeitsverhältnis, welches für das Kleinkindalter normal ist, im Erwachsensenalter mit wechselnden Partnern[20] fort.

2. Sektor: In diesem Sektor, der die Nahrungsaufnahme definiert, kann sich eine Störung auf drei Arten zeigen:

a) Der Betroffene verspürt keinen Hunger, obwohl der Körper Nahrung bedarf. Er isst nur etwas aus gesellschaftlichen Gewohnheiten, wie z.b. beim gemeinsamen Mittag- und Abendessen. Wenn er jedoch längere Zeit allein ist, vergisst er einfach zu essen und verspürt auch keinen Hunger.

b) Das Hungergefühl des Betroffenen endet trotz des Essens nicht. Diese Möglichkeit als Ausdruck einer Störung dieses Sektors ist extrem selten. In den anderen Fällen, bei denen der Betroffene ständig und ohne Hungergefühl isst, besteht dies nicht ein ganzes Leben lang, sondern entsteht irgendwann aufgrund emotionaler Probleme, Genusssucht oder falscher Gewohnheiten, die möglicherweise von anderen übernommen wurden.

c) Die dritte Ausdrucksmöglichkeit dieser Sektorstörung besteht darin, dass der Betroffene nicht spürt, dass sein Körper bestimmte Nahrungsmittel überhaupt nicht oder nur in geringen Mengen verträgt. In diesem Fall isst er Nahrungsmittel, die seinem Körper abträglich sind, obwohl er danach stets Beschwerden bekommt.

3. Sektor: Eine Störung in diesem Sektor, der die Flüssigkeitsaufnahme definiert, macht sich dadurch bemerkbar, dass der Betroffene keinen Durst verspürt, selbst nicht nach körperlicher Anstrengung. In Ruhe keinen Durst

---

20 Dies ist auch mit mehreren Menschen gleichzeitig möglich.

zu spüren, ist heutzutage nichts Außergewöhnliches, weil viele den Bezug zu den Bedürfnissen ihres eigenen Körpers verloren haben. Typisch für die Störung in diesem Sektor ist, in außergewöhnlichen Situationen, wie großer körperlicher Anstrengung, längerem Aufenthalt in großer Hitze oder bei längerem Flüssigkeitsentzug, keinen Durst zu verspüren. In ganz seltenen Fällen erlischt der Durst nicht nach genügender Flüssigkeitsaufnahme.

4. Sektor: Die angemessene Schlafmenge wird durch diesen Sektor definiert. Eine Störung macht sich in der Einschlafphase oder beim Aufwachen bemerkbar. Dies äußert sich wie folgt:

   a) Der Betroffene schläft einfach nicht ein, was damit zu tun hat, dass er nicht mitbekommt, wann sein Körper der Ruhe bedarf. Er geht immer zur falschen Zeit ins Bett, weil er abends keine wirkliche Müdigkeit verspürt, allenfalls eine gewisse Schläfrigkeit, die jedoch den ganzen Abend anhält. Der Moment, wo ihm der Körper durch tiefe Müdigkeit anzeigt, dass es Zeit ist zu schlafen, bleibt aus. Dieses Phänomen hält ein ganzes Leben lang an.

   b) Der Betroffene fühlt sich nach dem Aufwachen nie richtig wach und frisch, egal wie viel er schläft. Er erlebt ein Übermaß an Schlaf genauso wie ein Schlafdefizit, d.h. er ist nach einer Stunde Schlaf nicht frischer als nach acht Stunden.

5. Sektor: Bei einer Störung in diesem Sektor, der für die Atmung steht, ist der Betroffene unfähig, sich an wechselnde Anforderungen anzupassen. Bei Beginn einer körperlichen Anstrengung verbleibt er noch eine ganze Zeit lang in Ruheatmung und bricht dann plötzlich in

Hyperventilation aus. Anschließend verweilt er noch recht lange in diesem Atemrhythmus und braucht sehr lange, bis er wieder zur Ruheatmung zurückfindet.

6. Sektor: Das Wärme- und Kälteverhalten wird durch diesen Sektor bestimmt. Eine Störung äußert sich dadurch, dass der Betroffene sich angesichts der herrschenden Temperatur unangemessen kleidet und kein Bewusstsein für die Bedürfnisse seines Körpers hat, selbst dann nicht, wenn er durch unangemessene Kleidung erkrankt.

Eine Störung dieses Sektors darf nicht mit Mode-Erscheinungen verwechselt werden. Jemand, der bei der kühlen Jahreszeit ein bauchfreies T-Shirt trägt, friert und zittert normalerweise. Er erträgt diesen Zustand aber aus Eitelkeit. Jemand, bei dem dieser Sektor gestört ist, friert nicht und zittert auch nicht vor Kälte.

7. Sektor: Eine Störung in diesem Sektor, der die Kommunikation mit der Umgebung definiert, im Sinne von: „Wie viel Nähe ist mir zuträglich, und wann ist es besser, sich zurückzuziehen", ist schwierig zu erkennen, da es sich oft auch um ein archetypisches Verhalten handelt. Es gibt Menschen, die sich an andere anklammern und damit mehr Nähe erzwingen, als für beide zuträglich ist. Hierbei handelt es sich um einen archetypischen negativen Gemütszustand (Heather).

Betroffene, die eine Störung in diesem Sektor aufweisen, sind daran zu erkennen, dass sie von morgens bis abends ständig mit anderen Menschen zusammen sind, selbst am Wochenende. Hierzu zählen Freunde, Bekannte, Nachbarn und Vereinsmitglieder, nicht aber der Ehepartner. Für ein Ehepaar gehört es dazu, abends ungestört noch einmal ein bis zwei Stunden

Zeit miteinander zu verbringen und beispielsweise spazieren zu gehen, sich zu unterhalten oder einfach nur beieinander zu sitzen, zu lesen oder Musik zu hören.

Allerdings ist zu beachten, dass es Kulturen gibt, in denen es üblich ist, die ganze Zeit mit der Familie zu verbringen. Aber selbst hier haben die Menschen das Bedürfnis, einmal allein oder mit dem Partner ungestört zu sein, z.B. bei einem Abendspaziergang oder einem Besuch im Restaurant. Wenn jemand aber nie dieses Bedürfnis verspürt, ist dies ein Hinweis auf eine Störung in diesem Sektor. Diese ist jedoch nicht ganz einfach zu erkennen, weil das Verhalten sowohl durch gesellschaftliche Prägungen als auch archetypisch überlagert werden kann.

8. Sektor: Dieser Sektor hat mit körperlichem Wohlempfinden im Geschlechtsorgan zu tun, um dort eine besondere Aufmerksamkeit zu erzeugen.

Eine Störung äußert sich dadurch, dass der Betroffene extrem berührungsempfindlich an seinem Geschlechtsorgan ist. Selbst das Waschen ist für ihn unangenehm.

Chakra II

1. Sektor: Eine Störung in diesem Sektor, der mit Berührungsempfindung zu tun hat und definiert, wie man Berührungen von außen empfindet, kann sich auf zwei
verschiedene Art zeigen: Zum einen äußert sie sich
dadurch, dass der Betroffene beim Streicheln nichts
empfindet. Für ihn sind Zärtlichkeiten nichts Lustvol-
les, da er hierfür nicht zugänglich ist. Deshalb lehnt
er diese ab, was jedoch nicht bedeutet, dass mit ihm
ein sexueller Akt unmöglich wäre. Dieser beschränkt
sich allerdings nur auf die direkte sexuelle Stimulation der Geschlechtsteile und den Akt selbst. Streicheln,
Liebkosungen als Vorspiel und Kuscheln im Bett ohne
Geschlechtsakt sind bei ihm nicht möglich.

Zum anderen äußert sich eine Störung in diesem
Sektor so, dass bei dem Betroffenen die Sinnesemp-
findungen über die Haut so übersteigert sind, dass sie
in einer Intensität empfunden werden, wie sie andere
nur bei Stimulierung der Geschlechtsorgane erleben.

2. Sektor: Dieser Sektor hat mit dem Verlangen nach geschlechtlicher Vereinigung und dem sexuellen Akt selbst zu tun.
Eine Störung in diesem Sektor zeigt sich dadurch, dass
jegliche sexuelle Stimulierung als unangenehm empfunden wird. Im Extremfall erzeugt allein die Vorstellung von geschlechtlicher Aktivität beim Betroffenen
einen Widerwillen. Zwar kann er sehr wohl mit anderen Zärtlichkeiten, wie Küssen, Kuscheln oder Streicheln, austauschen, sobald aber eine gewisse Grenze
überschritten wird, blockt er sofort ab.

3. Sektor: Eine Störung in diesem Sektor, der mit dem Gefühl der Verbundenheit mit anderen Menschen zu tun hat, wie sie nach dem Geschlechtsakt auftritt, äußert sich dadurch, dass für den Betroffenen Sexualität immer unverbindlich bleibt. Er erlebt nach dem Akt niemals ein Gefühl der Verbundenheit. Dasselbe gilt für Situationen, bei denen er ein befriedigendes sinnliches Erlebnis mit anderen teilt, z.B. ein berauschendes Konzert oder den Besuch einer Kunstgalerie mit Bildern, die ihn tief in der Seele berühren. Er fühlt sich nie als Teil einer Gruppe, sondern stets isoliert und allein.

Chakra III

1. Sektor: Dieser Sektor definiert die „Erstreaktion" auf jegliche Art von persönlicher Begegnung und bestimmt, wie man auf den anderen reagiert. Bei einer Störung reagiert der Betroffene in seiner ersten spontanen Reaktion stets gleich, unabhängig vom Gegenüber. Eine Möglichkeit besteht darin, dass er beim ersten Kontakt immer versuchen wird, sich durchzusetzen, selbst in Situationen, in denen er sich einer vorherrschenden Autorität unterordnen müsste. Sollte er beispielsweise in eine Verkehrskontrolle geraten, so würde er sich in gar keinem Fall unterordnen, sondern versuchen, sich zu behaupten.

Umgekehrt ist es auch möglich, dass sich der Betroffene in seiner ersten Reaktion stets unterordnet, auch dann, wenn er selbst eine Autorität verkörpert, zum Beispiel ein Richter, der beim Erstkontakt mit einem Täter unterwürfig reagiert.

Eine Störung im ersten Sektor dieses Chakras ist für einen beobachtenden Dritten offensichtlich, aber nicht für den Betroffenen selbst, da diesem sein auffälliges Reagieren im ersten Moment des persönlichen Kontakts nicht bewusst ist.

2. Sektor: Eine Störung in diesem Sektor äußert sich in der Weise, dass der Betroffene Familienmitgliedern gegenüber nie auf gleicher Augenhöhe begegnet. Er versucht stets, entweder über ihnen zu stehen oder sich ihnen unterzuordnen.

So kann eine Störung dazu führen, dass der Betroffene seinen Ehepartner permanent zu unterdrücken versucht, obwohl er diesen heiß und innig liebt. Im umgekehrten Fall verhält er sich ihm gegenüber stets unterwürfig.

Je nach Eigenfärbung der Störung kann es sein, dass der Betroffene stets unfreundlich auf das reagiert, was ihm sein Ehepartner sagt, unabhängig davon, um welches Thema es sich dabei handelt. Dasselbe gilt auch für das Verhalten seinen Eltern und seinen Kindern gegenüber.

Eine Störung dieses Sektors ist daran zu erkennen, dass der Betroffene seinen Familienmitgliedern gegenüber *immer* dasselbe Reaktionsmuster an den Tag legt, unabhängig davon, ob er sich mit ihnen gerade in Harmonie befindet oder in einer angespannten Situation.

3. Sektor: Dieser Sektor bezieht sich auf den Lebensbereich "Beruf". Eine Störung zeigt sich durch ein auffällig gleichbleibendes Verhalten den Kollegen und Vorgesetzten gegenüber.

So kann sich beispielsweise ein Betroffener recht gut im Familienkreis durchsetzen und ist Fremden gegenüber aufgeschlossen. Er knickt aber beim Auftreten des Chefs oder eines Arbeitskollegen augenblicklich ein.

4. Sektor: Dieser Sektor bezieht sich auf die Reaktionen in Bezug auf die Gesellschaft und bestimmt, wie man sich Fremden gegenüber verhält.

Eine Sektorstörung kann sich beispielsweise dadurch äußern, dass der Betroffene Fremden gegenüber *immer* patzig reagiert, obwohl er eigentlich gar nichts gegen Fremde hat. Es könnte aber auch sein, dass er sich ihnen gegenüber stets unterwürfig verhält, unabhängig davon, ob diese ihm freundlich oder abweisend begegnen.

Eine Störung in einem der Sektoren des dritten Chakras fällt dem Betroffenen selbst nicht auf. Er wird höchstens durch das Feedback, das er von anderen bekommt, darauf aufmerksam.

Chakra IV

1. Sektor: Wie viel Sympathie ein Mensch für einen anderen beim ersten Kontakt empfindet, definiert dieser Sektor. Eine Störung hier ist daran zu erkennen, dass der Betroffene zu allen Menschen im ersten Moment das Gleiche empfindet. So kann es sein, dass ihm alle Personen auf Anhieb erst einmal unsympathisch sind, obwohl er sie nach längerem Zusammensein sehr sympathisch findet. Trotzdem reagiert der Betroffene beim Erstkontakt sehr reserviert und geht erst einmal auf Distanz. Im Volksmund sagt man: „Der muss erst mit dem anderen warm werden."

Umgekehrt kann es auch sein, dass der Betroffene jeden Mitmenschen zuerst uneingeschränkt sympathisch und liebenswert findet, auch wenn er später feststellen muss, dass er diesen absolut nicht leiden kann. Typisch für die Störung in diesem Sektor ist, dass der Betroffene immer gleich empfindet, egal wer vor ihm steht. So kann es je nach Eigenfarbe der Störung sein, dass ihn jeder nervt, auch wenn der andere noch nicht einmal „Guten Tag" gesagt hat.

2. Sektor: Dieser Sektor bestimmt, was man für Personen empfindet, die einem nahestehen. Daraus ergibt sich die Art und Weise, wie man seinen Freunden, Nachbarn oder auch Geschäftspartnern begegnet. Eine Störung in diesem Sektor ist anhand von absolut gleichem Empfinden gegenüber allen Personen dieser Gruppe zu erkennen. Es ist äußerst ungewöhnlich, wenn jemand für Freunde und Geschäftspartner die gleiche Zuneigung empfindet.

3. Sektor: Die Gefühle, die man den Familienmitgliedern entgegenbringt, werden durch diesen Sektor definiert. Hier ist eine Störung dadurch zu verifizieren, dass sich der Betroffene auffallend gleichgültig zu all seinen Familienmitgliedern verhält, aber gleichzeitig Freunden und Fremden gegenüber sehr viel Sympathie aufbringt.

4. Sektor: Dieser Sektor bestimmt die Emotionen für alle Menschen, die für einen eine Vorbildfunktion besitzen. Hierzu zählen beispielsweise Lehrer, die akzeptiert und geehrt werden, da man ihnen unendlich dankbar für das Wissen ist, das sie einem vermitteln. Eine Störung in diesem Sektor äußert sich dadurch, dass der Betroffene sich seinen Lehrern gegenüber unangemessen verhält.

Allerdings ist ein respektvoller Umgang mit Personen, die Wissen vermitteln, nicht mehr modern, da sich heutzutage die Wertigkeiten verschoben haben. Wissenschaftliche Fakten sind nicht mehr in soziale Strukturen eingebunden, sie stellen nun einen alleinigen Wert dar. Früher erlernte man beispielsweise mit der Muttersprache auch die Umgangsformen gegenüber anderen Menschen. Beim Erlernen einer Fremdsprache lernte man gleichzeitig auch die Sitten und Gebräuche des anderen Landes kennen und verstehen. Im Fach Mathematik erlernte man neben dem eigentlichen Rechnen auch die Grundlagen des marktwirtschaftlichen Handelns, wie Kaufen und Bezahlen. In Musik und Kunst erlernte man das Kulturgut, d.h. jedes Unterrichtsfach hatte auch etwas mit der Integration in die Gesellschaft zu tun. Daher sollte jeder Lehrer damals auch eine Vorbildfunktion besitzen, an der man sich orientieren konnte, wie man sich in der Gesellschaft verhält.

Durch die Aufspaltung unserer Wissenschaften, wobei jedes Wissen einen eigenständigen Wert darstellt, ist dies nicht mehr gegeben. Dadurch ist auch das Wertesystem in unserer Gesellschaft verlorengegangen. Aufgrund der Tatsache, dass mit Wegfall des Wertesystems Lehrer auch keine Vorbildfunktion mehr haben, ist eine Störung in diesem Sektor nur schwer zu erkennen. Diese kann sich auf zwei Weisen zeigen. Zum einen dadurch, dass sich der Betroffene generell respektlos gegenüber Lehrern verhält, zum anderen dadurch, dass er diesen gegenüber allzu kritiklos ist. Er hinterfragt[21] nicht das, was er lernt, auch wenn er es nicht versteht.

5. Sektor: Eine Störung in diesem Sektor, der das Gefühl definiert, das man dem Geliebten bzw. Ehepartner gegenüber empfindet, ist daran zu erkennen, dass bei dem Betroffenen Eltern, Freunde oder gar Fremde an erster Stelle stehen und nicht der eigene Partner. Das Verhältnis zum Ehepartner erscheint zunächst normal, doch sobald eine andere Person zugegen ist, ist ihm dieser schlagartig gleichgültig, und er beachtet ihn nicht weiter. Hierbei hat er dem Partner gegenüber nicht einmal ein schlechtes Gewissen.

6. Sektor: Dieser Sektor definiert die Liebe zu Gott. Hierbei geht es um das Gefühl, welches ein Mensch für ihn empfinden kann – reines Geben, ohne unmittelbar etwas dafür zurückzuerhalten. Es ist Liebe um ihrer selbst willen, ohne etwas zurückzuerwarten. Eine Störung in diesem Sektor lässt sich an dem Stellenwert erkennen, den der Betroffene Gott in seinem Leben gibt.

---

21 Zum Lernen gehört auch das Hinterfragen, allerdings in einer respektvollen Weise.

Im Prinzip zeigt sich eine Störung im vierten Chakra daran, dass die natürliche Wertigkeit, die durch die Reihenfolge der Sektoren vorgegeben wird, nicht mehr stimmt. So sind einem beispielsweise Freunde oder gar Fremde wichtiger als der Ehepartner. Der letzte Sektor steht für die Liebe zu Gott und besitzt damit den höchsten Stellenwert. In unserer Gesellschaft ist der Ehepartner derjenige, der an erster Stelle steht, und niemand kommt vor ihm. Aus diesem Grund muss die Einstellung zu Gott durch die vorherrschende Religion berücksichtigt werden, um eine Störung in diesem Sektor erkennen zu können.

In einer Religion, die Liebe zu Gott als zentralen Glaubensinhalt lehrt, ist eine Störung in diesem Sektor sehr einfach zu erkennen. In einer Religion, die nur Ehrfurcht oder gar Furcht vor Gott lehrt, kann sich eine Liebe zu Gott gar nicht entwickeln. Eine Störung dieses Sektors lässt sich dort gar nicht beurteilen.

Chakra V

1. Sektor: Dieser Sektor steht für die Kommunikation mit sich selbst, aus der das Wissen erfolgt, wer man ist und wo man im Universum steht.

Eine Störung in diesem Sektor führt dazu, dass der Betroffene mit sich selbst nur über die starre Eigenfärbung der Sektorstörung kommunizieren kann. Hierdurch ist er sich seiner *wirklichen* Position im Universum nicht bewusst. Dies äußert sich dadurch, dass er sich stets *gleich* zu seiner Umgebung und seinen Mitmenschen positioniert. Dieses wird von dem Betroffenen jedoch nicht so wahrgenommen, weil er immer wieder mit anderen Menschen in anderen Situationen zu tun hat. Dadurch meint er, seine Position verändere sich dynamisch, was aber nicht der Fall ist. Durch das Erleben anderer Personen in unterschiedlichen Situationen wird ihm eine Dynamik der eigenen Position vorgetäuscht, welche in Wirklichkeit durch die Sektorstörung starr ist.

Bei der Störung in diesem Sektor spielt die Eigenfärbung eine besondere Rolle, die sehr leicht mit einem negativen archetypischen Gemütszustand, der das Verhalten des Betroffenen prägt, verwechselt werden kann.

Angenommen, eine Störung in diesem Sektor besitze die Eigenfärbung der Archetype Water Violet, so ist der Betroffene stets innerlich distanziert, besitzt wenig Freunde und kommuniziert mit niemandem mehr, als unbedingt nötig. Dies entspricht fast exakt dem negativen Gemütszustand von Water Violet, mit dem diese Sektorstörung sehr leicht zu verwechseln ist. Den Unterschied erkennt man jedoch an der Positionierung, d.h. wie der Betroffene mit seiner Umgebung, mit der Gesellschaft und mit Gott kommuniziert.

Die Art der Kommunikation bezieht sich bei der Sektorstörung auf alle Lebensbereiche. In diesem Fall lässt der Betroffene überhaupt nichts an sich heran, es berührt ihn nicht einmal Literatur, Musik noch irgendeine andere Kunst, da er sehr auf Distanz bedacht ist. Dies gilt auch für die Kommunikation mit Gott.

Bei dem negativen archetypischen Gemütszustand von Water Violet bezieht sich das distanzierte Verhalten jedoch nur auf Menschen. Die Sektorstörung wirkt sich dagegen immer auf alle Bereiche des Lebens gleichzeitig aus, mit denen der Betroffene kommuniziert.

Angenommen, die Störung auf diesem Sektor weise die Eigenfarbe von Vervain auf, so empfindet der Betroffene es als ein Defizit, wenn er nicht von allem begeistert ist, was ihm begegnet. Sollte er eine Musikrichtung nicht mögen, wird er bekunden, dass er bedauerlicherweise noch nicht den Zugang zu dieser Art von Musik gefunden habe, anstatt einfach zu sagen, dass er diese nicht mag. Für den Betroffenen ist es unverständlich, wie man von etwas nicht begeistert sein kann, was daran liegt, dass Kommunikation stets bi-direktional funktioniert. Deshalb erwartet er, dass er sich stets in Interaktion mit seiner Umgebung befindet und möchte daher ständig von ihr berührt werden. Er denkt, unabhängig davon, was er tut, ständig, daran, er werde von anderen dafür bewundert.

Dieses Verhalten ist wiederum leicht mit dem archetypischen Gemütszustand Heather zu verwechseln, in welchem der Betroffene stets durch sein Verhalten auffallen will, um im Mittelpunkt zu stehen.

Die Problematik bei diesem Chakra und insbesondere diesem ersten Sektor besteht darin, dass die Kommunikation im „dunklen Zeitalter", in dem wir uns laut hinduistischer Zeitrechnung gerade befinden, nicht richtig funktionieren kann. In dieser Epoche verlieren wir uns während der Kommunikation stets im Objekt, und die Bewusstheit unserer selbst geht dabei verloren, sobald wir mit jemandem sprechen. Es hat überhaupt nichts mit Selbstreflexion zu tun, sondern mit Bewusstsein; denn selbst wenn wir „ichbezogen" sind, verlieren wir uns dennoch im Objekt. Zwangsläufig besitzen wir keinerlei Wahrnehmung, wie Kommunikation in Wirklichkeit ablaufen sollte. Wir bekommen nur mit, was der andere sagt und was wir selbst sagen, ähnlich wie beim Telefonieren. Hier bekommen wir weder den technischen Ablauf mit, noch können wir direkt erleben, was unser Gesprächspartner gerade empfindet. Wir nehmen auch nicht wahr, inwieweit wir während des Gesprächs offen oder verschlossen sind. Dies können wir nur aus der Reaktion des Gesprächspartners mutmaßen. Im Fall, dass wir eine patzige Antwort erhalten, können wir daraus rückschließen, dass wir dem anderen nicht offenherzig entgegengetreten sind. Allerdings besitzen wir keine direkte Wahrnehmung über die eigene Verschlossenheit. Auch unser Gesprächspartner kann nur aus unseren Worten und unserem Tonfall schlussfolgern, dass wir verschlossen sind.

Im sogenannten „Goldenen Zeitalter" besitzt der Mensch dagegen die Wahrnehmung, ob das, was er sagt und tut, für die Welt förderlich ist oder nicht.

2. Sektor: Dieser Sektor definiert die Kommunikation mit allen Menschen, die man häufig sieht und mit denen man viel zu tun hat. Hierzu zählen Familienmitglieder, Nachbarn und auch Geschäftskollegen. Eine Störung wirkt sich hier in der Art und Weise aus, wie der Betroffene mit Menschen aus diesem Umfeld kommuniziert. Typisch ist, dass er stets den gleichen Tonfall diesen Personen gegenüber pflegt, unabhängig davon, wie sich ein Gespräch entwickelt. Hierbei ist es auch gleichgültig, ob jemand sich ihm gegenüber freundlich oder verletzend verhält. Er wird immer noch freundlich lächeln und höflich sein, selbst dann, wenn er provoziert oder gar beleidigt wird. Es kann aber auch umgekehrt sein, dass der Betroffene stets unhöflich ist, auch dann, wenn der andere sich sehr um ihn bemüht.

Normalerweise reflektiert das eigene Verhalten in gewisser Weise das Verhalten des Gegenübers. Ist der andere höflich, verhält man sich ebenfalls höflich, ist er unhöflich, reagiert man reserviert. Durch Provokation wird man wütend, und es liegt an einem selbst, ob man seiner Wut unverhohlen Ausdruck gibt oder ob die eigene Stimme nur einen leicht gereizten Unterton erhält. Weist dieser Sektor eine Störung auf, verhält sich der Betroffene jedoch immer gleich, egal, wie sich sein Gegenüber benimmt.

3. Sektor: Die Kommunikation mit der weiteren Umgebung wird durch diesen Sektor definiert. Eine Störung in diesem Sektor äußert sich nach dem gleichen Schema wie eine Störung im zweiten Sektor. Jedoch bezieht sich das auffällige Verhalten des Betroffenen lediglich auf Personen, die er nur selten trifft, wie beispielsweise im Supermarkt, an der Tankstelle oder auf einem Amt.

4. Sektor: Dieser Sektor definiert die Kommunikation mit unbekannten Menschen, denen man zum ersten Mal begegnet. Eine Störung zeigt sich darin, dass der Betroffene permanent gleich auf Fremde reagiert und stets auf die gleiche Art und Weise mit ihnen kommuniziert, unabhängig davon, in welcher Situation er auf sie trifft. So kann es sein, dass er Fremden gegenüber stets höflich ist, selbst wenn er von diesen angepöbelt wird. Verkörpert die Eigenfärbung der Sektorstörung Hochmut, wird sich der Betroffene grundsätzlich arrogant zu Fremden verhalten, egal wie sich diese ihm gegenüber geben. Bei der Eigenfärbung der Unterwürfigkeit wird sich der Betroffene Fremden gegenüber immer unterwürfig verhalten, selbst dann, wenn er einem Penner auf der Straße begegnet.

5. Sektor: Eine Störung in diesem Sektor, der die Kommunikation mit dem eigenen geistigen Führer definiert, ist in unserer Gesellschaft schwierig zu diagnostizieren, weil hier kein Wissen um deren Existenz vorhanden ist. Demnach ist der natürliche Umgang mit den geistigen Führern gänzlich unbekannt.

Es ist normal, dass man in gewissen Situationen deren Nähe spürt und sich durch ihre Gegenwart geborgen fühlt. Emotionale Gefühlsimpulse, die man vom geistigen Führer bekommt, sollte man dankbar als Hilfe annehmen.

Alles, was nicht diesem Ideal entspricht, deutet auf eine Störung in diesem Sektor hin. Eine solche ist aufgrund der Tatsache, dass in unserer Gesellschaft das natürliche Verhältnis zu geistigen Führern völlig fehlt, nur bei Personen aus aufgeklärten Kreisen zu erkennen.

6. Sektor: Dieser Sektor definiert die Kommunikation mit Gott und bestimmt damit die Art und Weise, wie man ihm in der Andacht gegenübertritt. Eine Störung in diesem Sektor ist nur in einer Religion wahrzunehmen, in der die Kommunikation mit Gott als Gegenseitigkeit gelehrt und erlebt wird. Hier wird im Gebet versucht, seine Gegenwart zu spüren und wahrzunehmen, was er von einem möchte. Nur während der Andacht lässt sich eine Sektorstörung erkennen. In diesem Fall überkommt den Betroffenen stets dieselbe negative Emotion, welche eine Prägung der Eigenfärbung der Störung besitzt. So erlebt er in der Andacht in dem Moment, in dem er die Gegenwart Gottes spürt, beispielsweise ein Gefühl der Angst, übergroßer Ehrfurcht, Distanziertheit oder Bitterkeit.

Eine Sektorstörung lässt sich recht einfach von einem negativen archetypischen Gemütszustand unterscheiden. Erlebt beispielsweise der Betroffene Verbitterung nur in dem Augenblick, in dem er die Nähe Gottes spürt, so handelt es sich um eine Störung in diesem Sektor. Ist er jedoch generell verbittert, handelt es sich um den negativen archetypischen Gemütszustand Willow.

Chakra VI

1. Sektor: Dieser Sektor hat mit der Einstellung zu anderen Realitäten und höheren Welten zu tun. Eine Störung äußert sich dadurch, dass der Betroffene generell Gespräche über das Thema Naturgeister, Engel, das Reich der Verstorbenen oder auch Gott abblockt und damit auf keinen Fall etwas zu tun haben möchte. Wertet jedoch ein religiöser Mensch Naturgeister als Hirngespinnst ab, dann liegt in diesem Sektor keine Störung vor.

Obgleich die Eigenfärbung der Sektorstörung das Verhalten des Betroffenen prägt, ist diese anhand der Art seiner Reaktion nicht zu erkennen, da sie sich auch ganz anders äußern kann. So führt beispielsweise die Eigenfärbung der Überbegeisterung zur gleichen vehementen Ablehnung wie die der Angst. Diese wird vom Betroffenen nicht als Angst erlebt – er mauert einfach ab und will nichts mehr damit zu tun haben. Bei Melancholie fühlt sich der Betroffene beispielsweise einfach nur unwohl und wird die Unterhaltung zu diesen Themen in gleicher Weise abbiegen. Anhand dieser Beispiele ist zu erkennen, dass sich die Sektorstörungsfarbe nicht 1:1 entsprechend dem erlebten Gefühl äußert, sondern stets zur gleichen Reaktion führt – der vehementen Ablehnung, sich an Gesprächen über solche Themen zu beteiligen.

Eine Störung in diesem Sektor äußert sich immer in der Ablehnung diesen Themen gegenüber, niemals in einer Faszination. Bei letzterer handelt es sich um den archetypischen Gemütszustand Aspen.

2. Sektor: Dieser Sektor steht für den Umgang mit Naturgeistern. Eine Störung macht sich dadurch bemerkbar, dass der Betroffene im Wald das irrationale Gefühl hat, dass ihn jemand beobachtet.

Naturgeister werden von uns grundsätzlich wahrgenommen, das Bewusstsein blendet sie jedoch gleich wieder aus. Der Grund dafür liegt in unserer Erziehung, da in unserer Gesellschaft so etwas nicht existiert. Bei Naturvölkern besitzt jeder eine gewisse Wahrnehmung für Naturgeister, die sich darin äußert, dass man sie sieht, spürt oder die Gewissheit besitzt, dass man nicht allein ist. Mit dieser Gewissheit ist nicht die Überzeugung gemeint, dass so etwas existiert, sondern die Tatsache, dass man in der Natur das plötzliche Gefühl hat, dass da jemand ist. Verschwindet der Naturgeist, ist diese Gewissheit *sofort* wieder weg. Im Gegensatz dazu wird bei uns jegliche Wahrnehmung aufgrund kultureller Prägung automatisch ausgeblendet.

Für eine Störung in diesem Sektor ist es typisch, dass der Betroffene draußen in der Natur, vornehmlich im Wald, schlagartig das Gefühl hat, beobachtet zu werden, wobei er dies nicht mit Naturgeistern in Verbindung bringen muss. Er kann sich auch einbilden, dass ein Mensch hinter einem Baum stehe, der ihn beobachtet. Typisch ist, dass dieses Gefühl schlagartig auftritt, und zwar nur in der Natur, vorwiegend im Wald, jedoch niemals in Städten. Dort hat der Betroffene nie ein solches Gefühl.

3. Sektor: Dieser Sektor steht für das, was allgemein als Jenseits bezeichnet wird, der Bereich, in dem man die Ahnen vermutet. Eine Störung ist daran zu erkennen, dass der Betroffene nicht mit dem Tod umgehen kann. Hierbei geht es allein um dieses Thema, und nicht darum, dass ein geliebter Mensch nicht mehr da ist. Bei letzterem würde es sich um ein Verlustgefühl handeln, welches archetypisch wäre.

Bei einer Sektorstörung kann der Betroffene nicht damit umgehen, dass der Verstorbene „woanders" ist. Das erzeugt ein Gefühl von Unbehagen. Dieses „woanders" kann jedoch auch unbewusst verarbeitet werden. Ein Atheist z. B., der nicht an ein Leben nach dem Tod glaubt, nimmt dieses unbehagliche Gefühl kaum wahr. Hier ist es schwierig, eine Sektorstörung zu erkennen.

Ein Atheist, der keine Störung dieses Sektors aufweist, sagt über einen Verstorbenen, dass dieser weg sei, ausgelöscht und nicht mehr existiere. Ist bei einem Atheisten dieser Sektor gestört, so ist für diesen das oben Gesagte nur vom Kopf her so. In Wirklichkeit bleibt ihm trotzdem ein Gefühl von Unbehagen.

Es gibt zwar achtunddreißig mögliche Eigenfärbungen der Sektorstörung; diese unterscheiden sich jedoch in ihren Auswirkungen nur um Nuancen. Das dominierende Gefühl ist stets ein Unbehagen, das vom Betroffenen nicht näher definiert werden kann.

4. Sektor: Dieser Sektor hat mit dem Bereich zu tun, in dem sich die Engel befinden. Von diesen Geschöpfen nimmt man auf der spirituellen Ebene über die äußeren/mentalen Chakras das Baumaterial auf, welches sie ausatmen. Dieses feinstoffliche Material ist einem nicht fremd. Aus diesem Grund kann die Gegenwart von Engeln niemals Angst erzeugen, im Gegensatz zu anderen Bewohnern dieser Sphäre.

Eine Störung in diesem Sektor macht sich dadurch bemerkbar, dass der Betroffene sich irrational fremdbestimmt fühlt. Dies bezieht sich nicht auf einen Menschen, denn das könnte er konkret benennen. Vielmehr geht es um das Gefühl, dass er nicht er selbst sein kann, sich aber nicht zu erklären vermag, warum. Das hängt mit der Wahrnehmung zusammen, dass er Baumaterial aufnimmt, welches nicht menschlich ist. Eine Störung in diesem Sektor äußert sich stets auf diese Weise, unabhängig davon, ob jemand an Engel glaubt oder nicht. Das Gefühl der Fremdbestimmung wird auch nicht mit Engeln assoziiert. Die bewusste Einstellung zu diesen Wesen ist ausschließlich kulturell bzw. religiös geprägt.

5. Sektor: Dieser Sektor hat mit der konkreten Wahrnehmung von geistigen Führern zu tun. Um zu verstehen, wie sich hier die Sektorstörung äußert, ist es notwendig, mehr auf die Interaktion mit den geistigen Führern einzugehen.

Diese fühlen sich immer fremd an, da man ihnen im „Außen" begegnet. Aus diesem Grund hält der geistige Führer immer eine „normale" Distanz zu dem Menschen, den er betreut. Sobald er eine gewisse Distanz unterschreitet, fühlt sich sein Schützling alarmiert und hat das Gefühl, dass etwas nicht stimme.

Begibt man sich in Gefahr, indem man beispielsweise mit hoher Geschwindigkeit in eine unübersichtliche Steilkurve fährt, so unterschreitet der geistige Führer die sonst übliche Distanz, wodurch man sich alarmiert fühlt. Man assoziiert das Gefühl, dass etwas nicht stimme, mit der Kurve und fährt deshalb langsamer.

Es ist eher selten, dass ein Mensch emotionale Botschaften von seinem geistigen Führer konkret wahrnimmt. Selbst das konkrete Übermitteln emotionaler Botschaften, die man dann selbst mit dem Gefühl in Verbindung bringt: „Es ist gut, was ich tue." „Es ist

falsch, was ich tue." – oder: „Sei vorsichtig! Pass auf!"
ist meistens noch nicht möglich.

Zu den ersten Schritten der Kommunikation zählt,
dass der geistige Führer einem sehr nahe kommt und
damit das Gefühl auslöst, dass irgendetwas nicht stimme. Da er das genau in den Situationen macht, in denen das zutrifft, assoziiert man das mit der Situation
und trifft die richtigen Konsequenzen. In den meisten
Fällen hält man das jedoch für die eigene Intuition.

Eine Störung in diesem Sektor äußert sich dadurch,
dass der Betroffene permanent das Gefühl hat, dass
irgendwas nicht stimme, so als ob der geistige Führer
ihm ständig zu nahe trete, um ihn zu warnen. Aus dem
Gefühl heraus, „dass etwas nicht stimme", resultiert,
dass er sich permanent fremd fühlt. Dies tritt unabhängig von der Situation auf, in der er sich befindet,
d.h. sowohl zu Hause als auch in einer ihm unbekannten Stadt. Den Betroffenen beschleicht andauernd das
Gefühl, dass mit der Welt etwas nicht stimme, dass
irgendetwas falsch sei. So meint er beispielsweise, dass
ihm alle Menschen in seiner Umgebung eine andere
Welt vorgaukeln, während die Wirklichkeit eine vollkommen andere ist.

6. Sektor: Eine Störung in diesem Sektor, der die Medialität definiert, ist nur dann zu erkennen, wenn jemand auch
die Fähigkeit der Inkorporation besitzt. Dieses Thema
spielt jedoch nur im Zusammenhang mit der Ausbil-
dung zum spirituellen Heiler eine Rolle. Ansonsten ist
eine Störung in diesem Sektor nicht zu verifizieren und
für das alltägliche Leben irrelevant.

7. Sektor: Dieser Sektor hat damit zu tun, dass sich der Mensch als Teil der astralen Welt erlebt. Er definiert das Wissen, dass man all dies ist und die Astralwelt auch einen Teil des Erlebnisfeldes darstellt. Die Konsequenz daraus bedeutet, dass man dort auch wahrnehmen kann.

Ein spiritueller Heiler lenkt seine Aufmerksamkeit auf die astrale Ebene des Patienten, um dort Störungen wahrzunehmen, von Chakra-Störungen bis hin zu Besessenheit. Dies beinhaltet nicht die Aura-Sichtigkeit, denn diese bedeutet, bei einem Menschen die gesamte Aura zu sehen, ähnlich der Wahrnehmung des physischen Körpers. Im Gegensatz dazu definiert dieser Sektor, dass sich ein Heiler selektiv Dinge in der Astralwelt anschauen kann.

Viele Heiler können zwar Störungen auf der astralen Ebene wahrnehmen, jedoch nicht die Aura sehen. Sie sind aber in der Lage, feinstoffliche Störungen wahrzunehmen, wenn sie sich entsprechend auf den Patienten konzentrieren, was für eine Therapie völlig ausreicht. Wenngleich sie nicht sagen können, wie das Chakra oder die Aura konkret aussieht, können sie dennoch präzise definieren, wo sich eine Störung befindet.

Lernt ein angehender Heiler diese Fähigkeit bei entsprechender Schulung nicht, dann kann dies ein Hinweis auf eine Störung in diesem Sektor sein. Aus diesem Grunde ist eine Sektorstörung nur bei spirituellen Heilern relevant. Bei anderen Menschen bedeutet diese keine Einschränkung für das normale Leben.

8. Sektor: Durch diesen Sektor ist das Bewusstsein des Menschen in der Astralwelt verankert. Hierzu gehört die Fähigkeit, die Aura zu sehen, aber auch geistige Führer und andere Wesenheiten dieser Sphäre. Voraussetzung dafür ist, dass sich das Empfinden, wer man ist, durch die Eindrücke aus der Astralwelt nicht mehr groß ändert. Dies ist erst dann möglich, wenn die Kundalini erwacht ist und permanent fließt[22].

Vorher beruht die Wahrnehmung der Aura als inneres Bild lediglich auf Visualisierung. Dabei stellt man sich z.b. ein Chakra vor und erzeugt ein inneres Bild von diesem. Das Problem hierbei ist jedoch, dass die Visualisierung von unbewussten Wünschen und Vorstellungen geprägt wird. Ist man beispielsweise der Meinung, dass das erste Chakra immer rot sei, weil man das so in einem Buch gelesen hat, dann wird man dieses immer nur in Nuancen von Rot wahrnehmen. Zudem ist Visualisierung ein aktiver Prozess, während die Fähigkeit der Wahrnehmung, die auf diesem Sektor basiert, ein passiver Vorgang ist. Hierbei lenkt man die Aufmerksamkeit auf das, was man sehen möchte, und nimmt es direkt wahr.

Eine Störung dieses Sektors ist nur dann festzustellen, wenn jemand die Aura-Sichtigkeit besitzt und Schwierigkeiten damit hat, z. B. indem das Gesehene Angst erzeugt. Zu unterscheiden ist diese Störung jedoch von dem negativen archetypischen Gemütszustand Aspen, bei dem der Betroffene generell Angst vor der Astralsphäre hat.

---

22 Vgl. Dietmar Krämer, Der Aufstieg der Kundalini, Aquamarin-Verlag, Grafing 2008

Chakra VII

1. Sektor: Dieser Sektor hat mit der Einstellung zum Göttlichen zu tun. Er beinhaltet Offenheit, Verlangen und Suche nach Gott. Eine Störung äußert sich dadurch, dass der Betroffene das Gefühl hat, dass Gott ihn allein lasse. Dies tritt unabhängig davon auf, ob er an Gott glaubt oder nicht. Er fühlt sich auf sich alleingestellt und glaubt, dass Gott nicht eingreife. Der Betroffene meint, er wäre der Willkür des Schicksals hilflos ausgeliefert, hadert bei Unglücken und Naturkatastrophen mit Gott und fragt sich, warum Gott das zulässt.

Diese Sektorstörung ist leicht mit den negativen archetypischen Gemütszuständen Willow und Vervain zu verwechseln. Bei Willow hadert der Betroffene aufgrund eigener Schicksalsschläge mit Gott, bei Vervain zweifelt er an Gott aufgrund von Ungerechtigkeiten in dieser Welt. Beide Gemütszustände stehen in Bezug zu erlebten Situationen und sind daher eindeutig von einer Sektorstörung abzugrenzen.

Ein gläubiger Mensch geht aus dem Gebet gestärkt hervor, eine Person mit einer Störung in diesem Sektor nicht. Er glaubt zwar, aber der Glaube bringt ihm nichts. Dieser spendet ihm weder Trost noch Geborgenheit.

2. Sektor: Dieser Sektor definiert die Einstellung zur Religion. Eine Störung in diesem Sektor äußert sich dadurch, dass sich der Betroffene zwar als religiös bezeichnet, aber keiner Religion oder religiösen Gruppe anhängt. Falls doch, besucht er keine Gottesdienste und spricht auch keine Gebete, d.h. er ist scheinbar religiös, praktiziert aber keine Religion. Er beschäftigt sich auch nicht mit diesem Thema und liest keine Bücher über den Glauben, behauptet zwar, dass er an Gott glaube, aber das ist dann auch schon alles. Dieses Verhalten ist zwar eindeutig eine Sektorstörung, kann aber auch leicht mit Modeerscheinungen in unserer sogenannten modernen Gesellschaft verwechselt werden.

3. Sektor: Dieser Sektor hat mit der Einstellung zum Solaren Logos zu tun, einer Wesenheit, welche die spirituelle Entwicklung aller Lebewesen eines Sonnensystems überwacht und ihnen die Richtung zu Gott weist. Für den Fall, dass man sich vom Solaren Logos nicht rufen lässt, gibt es für den Betroffenen keine Möglichkeit zu realisieren, dass es Gott gibt. Der Solare Logos ist der, der ruft und gleichzeitig auch das Leuchtfeuer, welches uns den Weg dorthin zeigt.

Eine Störung dieses Sektors zeigt sich dadurch, dass der Betroffene vehement die Existenz Gottes abstreitet. Jede Form von echtem Atheismus ist Ausdruck einer Störung dieses Sektors.

Es gibt andere Formen von Atheismus, die auf gesellschaftlichen Mode-Erscheinungen, beispielsweise Materialismus, Aufklärung, Erziehung oder nicht verkrafteten Schicksalsschlägen, beruhen. Bei diesen Formen besteht jedoch keine existenzielle Ablehnung von Gott, nur eine rationale oder, im Fall von Schicksalsschlägen, eine emotionale. Tief im Inneren kann man jedoch die Stimme, die eine Existenz Gottes für möglich hält, nicht zum Schweigen bringen. Meist besteht diese Form von Atheismus nicht von Kindheit an, sondern entsteht aufgrund von Zweifeln, Auseinandersetzungen über Gott und die Welt oder Kontakt mit atheistischen Ideologien. Eine Sektorstörung besteht jedoch von Kindheit an und ist besonders auffällig, wenn ein Kind, das in einer sehr religiösen Familie aufwächst, die Existenz Gottes grundsätzlich ablehnt.

4. Sektor: Dieser Sektor definiert die Einstellung zur eigenen Göttlichkeit. Bei einer Störung fühlt sich der Betroffene hilflos und verloren, ist auf Hilfe anderer angewiesen und braucht ständig andere, um sein Leben zu gestalten. Für jeden dieser drei Aspekte gibt es archetypische Entsprechungen, aber wenn alle drei gleichzeitig auftreten, ist es ein eindeutiger Hinweis auf eine Störung des Sektors. Diese ist zwar wegen ihrer archetypischen Eigenfärbung nicht einfach zu diagnostizieren. Es ist jedoch absolut typisch, dass sich der Betroffene wie eine Feder im Wind fühlt. Ohne Hilfe anderer findet er keine Stabilität. Hierbei besteht das Risiko, dass andere ihn fehlleiten. Aufgrund der Tatsache, dass der Betroffene keinen Halt in sich findet, kann er diese Fehlleitung nicht realisieren und wird von den unterschiedlichen Personen, die versuchen, ihn durchs Leben zu begleiten (Familienangehörige, Freunde, vielfach auch Therapeuten), wie ein Spielball durchs Leben geschubst.

Der eigene göttliche Funke kann zwar nicht wahrgenommen werden. Die Tatsache, dass dieser in uns ist, verleiht uns jedoch einen inneren Halt – weit jenseits von Selbstvertrauen, charakterlicher Stärke und emotionaler Stabilität. Er ist etwas, was permanent in uns ist, und daher besitzen wir kein Bewusstsein darüber. Das Fehlen des Gewahrseins des göttlichen Funkens in uns stürzt uns jedoch ins Haltlose.

5. Sektor: Dieser Sektor hat mit der Einstellung zur Göttlichkeit im anderen Menschen zu tun und verkörpert die

Achtung vor dem anderen. Hierzu gehört das Wissen, dass jeder Mensch einen göttlichen Funken besitzt. Dadurch ist einem bewusst, dass niemand wertlos ist und das Göttliche selbst in der Verkleidung eines Bettlers vor einem stehen kann, wenn man ihm in der Gosse begegnet.

Aus dieser Sicht kann man einen Mensch zwar verurteilen für das, was er getan hat, aber niemals für das, was er tief in seiner Seele ist. Eine Störung in diesem Sektor wirkt sich auf den Umgang mit Menschen aus den untersten sozialen Schichten, z.B. Penner und Kriminelle, aus. Sie ist jedoch sehr leicht zu verwechseln mit negativen archetypischen Gemütszuständen, wie Intoleranz und Arroganz, sowie gesellschaftlichen Prägungen.

6. Sektor: Eine Störung in diesem Sektor, der unser Verhältnis zur manifesten Gottheit definiert, ist nur dann ersichtlich, wenn jemand ein persönliches Gotteserlebnis hatte und damit nicht zurechtkommt. Die Begegnung mit einer persönlichen Gottheit ist bei der bei uns vorherrschenden Religion gar nicht angelegt. Dadurch ist eine Störung in diesem Sektor noch schwieriger zu erkennen. Im Hinduismus gehört die persönliche Gotteserfahrung zum zentralen Glaubensinhalt. Dort ist eine Sektorstörung daran zuerkennen, dass der Betroffene Schwierigkeiten hat, diese zu verarbeiten.

Störungen in den letzten Sektoren dieses Chakras sind nur bei Personen erkennbar, die einen spirituellen Einweihungsweg gehen und können deshalb auch nur von einem spirituellen Meister diagnostiziert werden.

KAPITEL 5

Chakra-Meditation zur Befreiung von Charakterschwächen

Mantras

Der Begriff Mantra stammt aus der altindischen Gelehrtensprache Sanskrit und besteht aus den beiden Wurzeln „manas" und „tra". „Manas" bedeutet so viel wie „Denker" oder „Bewusstsein" und „tra" „rettend, beschützend" oder auch „haltend". Demnach helfen die Mantras im Gebet oder in der Meditation, den menschlichen Geist auf die Gottheit zu fixieren, die angebetet werden soll. Das besondere an den Mantras ist, dass die Silben, Worte oder auch kurzen Sätze in Sanskrit rezitiert werden. Diese Sprache bestehen aus Urlauten bzw. Urklängen, die den eigentlichen Schwingungen eines Objektes oder einer Handlung entsprechen. So bedeutet beispielsweise der Laut „Ma" in den meisten Sprachen „Mutter". Interessanterweise rufen die meisten Kleinkinder auf der ganzen Welt diese so.

Die Sanskrit-Worte sind in Wirklichkeit die „Klangmanifestationen" dessen, was sie bedeuten. Aus diesem Grund werden die religiösen Mantras im Hinduismus stets in dieser als heilig geltenden Sprache rezitiert. Eine inhaltliche Übersetzung in andere Sprachen ist zwar möglich, sie verlieren dadurch jedoch das Klangmuster und somit ihre Wirkung. Diese besitzen die Mantras aufgrund der Tatsache, dass dem menschlichen Geist die Klang-manifestationen bekannt sind, auch wenn dieser sie rational nicht greifen kann. Deshalb ist es absolut wichtig, peinlich genau auf die exakte Aussprache zu achten, da die Mantras sonst nicht das richtige Klangbild besitzen und damit wirkungslos sind.

Beim Rezitieren religiöser Mantras wird neben dem „Klangmus-ter" auch der Name einer Gottheit wiederholt. Auf diese Weise entsteht im Bewusstsein des Rezitierenden die entsprechende Form und damit eine innige Verbindung mit der angebeteten Gottheit.

Die religiösen Mantras können in drei Gruppen eingeteilt werden:

- *Saguna-Mantras*
- *Nirguna-Mantras*
- *Bija-Mantras*

Bei den *Saguna-Mantras* handelt es sich um Mantras, die sich an eine bestimmte Gottheit bzw. an einen bestimmten Aspekt von Gott richten. Ihre Rezitation ist direkt mit der Ausübung der Reli-gion verbunden, zu der sie gehören. Im Hinduismus zählen dazu u.a. die bekannten Mantras „Om namah Shivay", „Sri Ram jay Ram jay jay Ram" oder auch „Om Hari Kalki namah".

Nirguna bedeutet *ohne Form*. Mantras, die zu dieser Gruppe zäh-len, richten sich an das formlose Göttliche. Ein Beispiel hierfür ist das bekannte OM.

Bija-Mantras sind ein- bis zweisilbige Wurzel- oder auch Keim-Mantras, die sehr mächtig sind und daher hauptsächlich im Rah-men von religiösen Zeremonien benutzt werden. Ihre Rezitation ist einer Anbetung gleichzusetzen, da sie an eine bestimmte Gottheit gerichtet sind.

Unterschied zwischen Mantras und Affirmationen

Bei Affirmationen handelt es sich um positive Leitsätze, die der Selbstsuggestion dienen sollen. Diese werden, ähnlich wie Mantras, ständig rezitiert, um sich selbst zu konditionieren. So wiederholt man beispielsweise einen positiv formulierten Satz wie „Es geht mir gut" über einen längeren Zeitraum. Hierdurch wird jedoch das angestrebte Ziel niemals wirklich erreicht, sondern nur der Mentalkörper umstrukturiert. Angesichts der Tatsache, dass sich dieser mehr durch die unbewussten Gedanken beeinflussen lässt als durch die konkreten, wird verständlich, dass ich diese Art der Selbstkonditionierung für wenig ratsam halte. Durch solche oder ähnliche Affirmationen „entkoppelt" der Praktizierende seinen Mental- vom Astralkörper in der Art und Weise, dass er sich über seine Gefühle nicht mehr im Klaren ist. So wird er in Zukunft die Frage: „Wie geht es Dir?" stets mit „Es geht mir gut" beantworten, unabhängig davon, was ihm widerfahren ist und wie er sich tatsächlich fühlt.

Mantras haben mit Affirmationen nichts gemein bis auf die Tatsache, dass beide rezitiert werden.

Die Chakra-Mantras

Jedes Chakra besitzt einen Eigenklang aufgrund der Vibration, in die es durch die permanente Drehung des Trichters im Chakra-Stiel versetzt wird. Dieses Phänomen entdeckte bereits um 1990 Dietmar Krämer und entwickelte daraus eine Therapie, um Verklebungen im Chakra aufzulösen. Hierfür muss dieses mit seiner Eigenresonanz beschallt werden[23].

---

23 Vgl. Kap. 2 S. 26

Neben diesem Eigenklang der Chakras besitzt jeder Chakra-Sektor ebenfalls einen Eigenklang. Dieser kann von jedem wahrgenommen werden, der in der Lage ist, mit seinem Bewusstsein diese feinstoffliche Ebene wahrzunehmen.

Diese speziellen Klänge besitzen den Charakter von Mantras. Mit ihrer Hilfe lassen sich die im Kapitel zuvor beschriebenen Störungen der Chakra-Sektoren behandeln. Aufgrund der Tatsache, dass diese Klänge keinen religiösen Hintergrund besitzen, können sie von jedermann genutzt werden. Durch ihre Rezitation wird der entsprechende Chakra-Sektor in Vibration versetzt, und die Eigeneinfärbung löst sich bei regelmäßiger Anwendung allmählich auf. Je nach Stärke der Eigeneinfärbung kann dies zwischen drei Monaten und dreißig Jahren dauern. Hierbei spielt die korrekte Aussprache der Chakra-Mantras eine überaus wichtige Rolle. Damit der Praktizierende diese so getreu wie möglich rezitieren kann, haben wir uns dazu entschlossen, die dem Buch beiliegende CD zu entwickeln. Das bloße Anhören der Mantras oder eine Beschallung der Chakra-Sektoren mittels dieses Tonträgers bewirkt keinerlei Effekt in Bezug auf die Auflösung von Chakra-Störungen.

Anleitung zur Chakra-Mantra-Meditation

Diese spezielle Art der Meditation dient zur Befreiung von eigenen Charakterschwächen.

Durch das Rezitieren der im nächsten Kapitel beschriebenen Mantras werden einzelne Chakra-Sektoren in Vibration versetzt, um so die Eigeneinfärbung der jeweiligen Chakra-Störung zu beseitigen. Aufgrund der Tatsache, dass die Chakra-Mantras frei von jeglichem religiösen Hintergrund sind, kann diese Art der Meditation von jedem Menschen praktiziert werden. Die einzige Einschränkung hierbei ist, dass der Praktizierende mindestens sechzehn Jahre alt sein sollte, da die Persönlichkeit des Menschen vorher noch nicht vollständig ausgebildet und daher keine gesicherte Diagnose von Chakra-Störungen möglich ist.

Vorbereitung:
Die Charakterschwächen, die aus den Chakra-Störungen resultieren, wurden im vorigen Kapitel so beschrieben, dass sich ein Betroffener beim Lesen sofort wiedererkennt. Andere lesen einfach darüber hinweg. Sie finden die Beschreibungen vielleicht interessant, aber völlig bedeutungslos, was ihr eigenes Leben betrifft, und fühlen sich auch in keiner Weise davon berührt. Im nachfolgenden Kapitel findet sich für jeden Sektor eines Chakras das entsprechende Mantra.

Sollte beispielsweise jemand sich recht gut im Familien- und Freundeskreis durchsetzen können, aber augenblicklich beim Auftreten des Chefs oder eines Arbeitskollegen einknicken, so zeigt dies eine Störung im dritten Sektor des dritten Chakras an. Zu diesem gehört das Mantra: „jañ". Um es korrekt aussprechen zu können, sollte er sich dieses vor der eigentlichen Meditation einige Male von der CD anhören und laut mitsprechen.

Es ist empfehlenswert, sich auf einen Sektor bis maximal zwei Sektoren in der Meditation zu beschränken. Mehr ist nicht sinnvoll, da es für den Betroffenen zu viel auf einmal ist, auch wenn die Veränderungen so subtil sind, dass sie nicht unmittelbar wahrgenommen werden.

Ausübung:
Die Meditationszeit beträgt pro Sektor einmal täglich fünf Minuten. Dies mag angesichts anderer Meditationstechniken wenig erscheinen. Der gewünschte Erfolg stellt sich jedoch weder durch häufigeres Praktizieren noch durch längere Meditationszeiten schneller ein.

Für die Dauer der Übung sollte man sich in einem ruhigen, ungestörten Raum befinden und eine möglichst bequeme Sitzposition einnehmen. Nach einem kurzen Moment des Zur-Ruhe-Kommens konzentriert man sich mit geschlossenen Augen auf den Bereich am Körper, wo sich der gestörte Chakra-Sektor befindet und wiederholt innerlich das entsprechende Mantra stetig. Die korrekte Aussprache ist hier entscheidender als die Fokussierung der Aufmerksamkeit auf den entsprechenden Sektor. Dies liegt daran, dass sich bei der Konzentration eine Art Bewusstseinskegel bildet. Dieser besitzt die Eigenschaft eines Spots und hat einen Durchmesser von 10 cm und eine Höhe von 5 cm. Selten kann man seine Aufmerksamkeit enger bündeln. Alles, was sich in diesem Radius befindet, unterliegt der bewussten Wahrnehmung. Aus diesem Grund wirkt die Chakra-Mantra-Meditation selbst dann noch, wenn man sich nicht ganz exakt auf den Sektor konzentriert. Die Aussprache des Mantras hingegen muss absolut stimmen. Je korrekter diese ist, desto schneller stellt sich der Erfolg ein. Glücklicherweise ist dieser langfristig auch mit einer nicht so genauen Aussprache zu erzielen. Im Gegensatz dazu müssen die Chakra-Resonanztöne, mit denen Verklebungen behandelt werden können, mindestens eine 98-prozentige Übereinstimmung besitzen.

Nach Ablauf der fünf Minuten ruht man einen kurzen Augenblick. Anschließend kann man das zweite Mantra rezitieren. Danach kann man seine übliche Meditation beginnen oder die Chakra-Mantra-Meditation beenden.

Handelt es sich nur um eine leichte Störung durch die Eigeneinfärbung, kann diese bereits nach drei Monaten beseitigt sein. Ganz hartnäckige Chakra-Sektorstörungen benötigen bis zu dreißig Jahre. Den Erfolg spürt der Meditierende daran, dass er sich nach erfolgreicher Beseitigung der Eigenfärbung in der entsprechenden Lebenssituation freier verhalten kann. Im obigen Beispiel würde der Betroffene gegenüber seinem Chef nicht mehr einknicken und sich nun ihm gegenüber behaupten können.

Besitzt man mehrere Sektoren, die gestört sind, sollte man sich zunächst auf die zwei wichtigsten beschränken. Sobald eine beseitigt ist, kann man anstelle dieser die nächste angehen.

Gelegentlich kommt es vor, dass es dem Praktizierenden nicht gelingt, an seinem Reaktionsmuster zu erkennen, ob die entsprechende Eigeneinfärbung durch die Meditation erfolgreich beseitigt worden ist. Das kann daran liegen, dass er sich mit dieser Charakterschwäche immer noch identifiziert, obgleich er diese nicht mehr besitzt. In diesem Fall ist es überhaupt nicht schädlich, wenn er mit dem entsprechenden Mantra noch weiter meditiert. Meistens erleben solche Personen, dass ihnen in der Folgezeit eine andere Charakterschwäche viel brisanter erscheint und sie aufgrund dieser Tatsache das entsprechende Mantra wechseln.

KAPITEL 6

Die Mantras der Chakra-Sektoren

Aussprache der Mantras

Vokale
Kurze Vokale werden in der lateinischen Transliteration der Sanskrit-Buchstaben normal geschrieben, während lange Vokale mit einem Querbalken gekennzeichnet sind.

a   kurzes „a" wie in dem englischen Wort arrive. Im Deutschen existiert dieser Laut nicht.

ā   langes „a wie in Adler

u   kurzes „u" wie in Kuss

ū   langes „u" wie in Kuchen

Prä-Palatale[24] Konsonanten

c   hartes tch, ausgesprochen wie das englische Charles

ch   aspiriertes[25] „c", ausgesprochen als „tch" mit nachfolgendem gehauchten „h"

j   weiches dsch, ausgesprochen wie das englische just

jh   aspiriertes „j", ausgesprochen als „dsch" mit nachfolgendem gehauchten „h"

---

24   Laute, bei deren Erzeugung sich die Zungenspitze vor dem Gaumen befindet.
25   Gehauchter Laut, abgeleitet von lat. aspirare, „Luft aushauchen".

Dentale[26] Konsonanten

t   normales „t" wie Tafel

th   aspiriertes „t", ausgesprochen als „th" mit deutlich hörbarem „h"

d   normales „d" wie Ding

dh   aspiriertes „d", ausgesprochen als „dh" mit deutlich hörbarem „h"

Retroflexe[27] Konsonanten

Sie existieren in der deutschen Sprache nicht. Im Gegensatz zu dentalen Konsonanten, bei denen die Zungenspitze an den Zähnen anstößt, wird bei retroflexen die Zunge nach hinten gerollt, wobei die Zungenspitze den hinteren Teil des harten Daumens berührt. Die englischen Beispiele erinnern entfernt an die jeweiligen retroflexen Konsonanten, werden aber der korrekten Aussprache nicht gerecht.

ṭ   retroflexes „t" mit der Zungenspitze am hinteren Teil des harten Gaumens, ähnlich wie im engl. try

ḍ   retroflexes „d" mit der Zungenspitze am hinteren Teil des harten Gaumens, ähnlich wie im engl. drain

ṇ   retroflexes „n" mit der Zungenspitze am hinteren Teil des harten Gaumens, ähnlich wie im engl. dint

ṛ   retroflexes „r", bei dem sich die Zunge sehr schnell von hinten nach vorne bewegt, wobei das „r" einen rollenden Charakter erhält (sog. Flap-Laut)

---

26 Laute, bei denen die Zungenspitze die Zähne berührt.

27 Laute, bei deren Erzeugung die Zunge nach hinten gerollt wird und die Zungenspitze den hinteren Teil des harten Gaumens berührt.
    Retroflexe Konsonanten existieren auch in aspirierter Form. Sie sind schwierig auszusprechen, kommen aber glücklicherweise bei den Chakra-Mantras nicht vor.

Zischlaute

s   stimmloses „s" wie bei fassen

sh   deutsches „sch" wie bei Schablone

ṣ   retroflexes „s" mit der Zungenspitze am hinteren Teil des harten Gaumens, ähnlich wie im engl. show

Halbvokale

v   stimmhaftes „v", ausgesprochen als „w" wie bei wann

Die Aussprache der übrigen Buchstaben erfolgt wie im Deutschen.

Chakra I

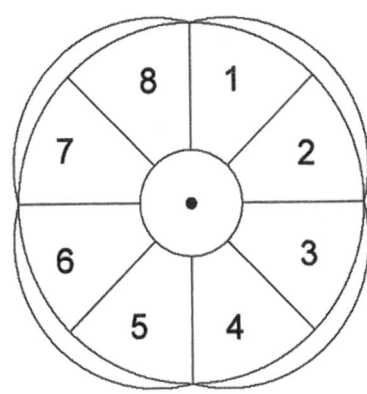

Sektor 1:
चण cañ

Sektor 2:
वण vañ

Sektor 3:
तण tañ

Sektor 4:
पण pañ

Sektor 5:
षण ṣañ

Sektor 6:
टण ṭañ

Sektor 7:
शण shañ

Sektor 8:
सण sañ

caṅ (1[28])   „c" ausgesprochen als „tsch" wie das englische Wort
              Charles, kurzes „a" wie in dem englischen Wort arrive,
              retroflexes „n" mit der Zungenspitze am hinteren Teil
              des harten Gaumens, ähnlich wie im engl. dint

vaṅ (2)   „v" ausgesprochen als „w" wie wann, kurzes „a" wie
              in dem englischen Wort arrive, retroflexes „n" mit der
              Zungenspitze am hinteren Teil des harten Gaumens,
              ähnlich wie im engl. dint

taṅ (3)   „t" wie Tafel, kurzes „a" wie in dem englischen Wort
              arrive, retroflexes „n" mit der Zungenspitze am hinte-
              ren Teil des harten Gaumens, ähnlich wie im engl. dint

paṅ (4)   „p" wie Pilger, kurzes „a" wie in dem englischen Wort
              arrive, retroflexes „n" mit der Zungenspitze am hinte-
              ren Teil des harten Gaumens, ähnlich wie im engl. dint

saṅ (5)   retroflexes „s" mit der Zungenspitze am hinteren Teil
              des harten Gaumens, ähnlich wie im engl. show, kur-
              zes „a" wie in dem englischen Wort arrive, retroflexes
              „n" mit der Zungenspitze am hinteren Teil des harten
              Gaumens, ähnlich wie im engl. dint

ṭaṅ (6)   retroflexes „t" mit der Zungenspitze am hinteren Teil
              des harten Gaumens, ähnlich wie im engl. try, kurzes
              „a" wie in dem englischen Wort arrive, retroflexes „n"

---

28 Die fortlaufende Nummerierung entspricht der Reihenfolge der Mantras auf der
    beiliegenden CD.

mit der Zungenspitze am hinteren Teil des harten Gaumens, ähnlich wie im engl. dint

shañ (7) „sch" wie Schablone, kurzes „a" wie in dem englischen Wort arrive, retroflexes „n" mit der Zungenspitze am hinteren Teil des harten Gaumens, ähnlich wie im engl. dint

sañ (8) stimmloses „s" wie bei fassen, kurzes „a" wie in dem englischen Wort arrive, retroflexes „n" mit der Zungenspitze am hinteren Teil des harten Gaumens, ähnlich wie im engl. dint

Chakra II

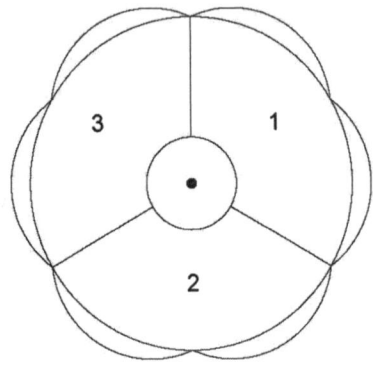

Sektor 1:
फ़ण fañ

Sektor 2:
छण chañ

Sektor 3:
उण uñ

fañ (9)	„f" wie Feuer, kurzes „a" wie in dem englischen Wort arrive, retroflexes „n" mit der Zungenspitze am hinteren Teil des harten Gaumens, ähnlich wie im engl. dint
chañ (10)	aspiriertes „c", ausgesprochen als „tsch" (wie bei Charles) mit einem nachfolgenden gehauten „h", kurzes „a" wie in dem englischen Wort arrive, retroflexes „n" mit der Zungenspitze am hinteren Teil des harten Gaumens, ähnlich wie im engl. dint
uñ (11)	kurzes „u" wie Kuss, retroflexes „n" mit der Zungenspitze am hinteren Teil des harten Gaumens, ähnlich wie im engl. dint

Chakra III

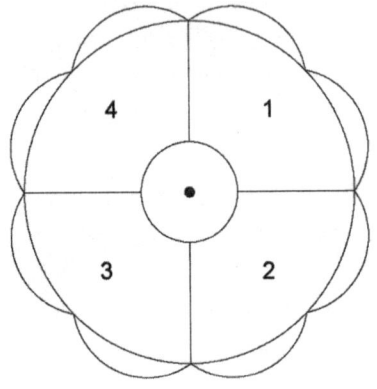

Sektor 1:
हण haṅ

Sektor 2:
लण laṅ

Sektor 3:
जण jaṅ

Sektor 4:
ड़ण ṛaṅ

haṅ (12) „h" wie Hase, kurzes „a" wie in dem englischen Wort arrive, retroflexes „n" mit der Zungenspitze am hinteren Teil des harten Gaumens, ähnlich wie im engl. dint

laṅ (13) „l" wie Last, kurzes „a" wie in dem englischen Wort arrive, retroflexes „n" mit der Zungenspitze am hinteren Teil des harten Gaumens, ähnlich wie im engl. dint

jaṅ (14) weiches „j", ausgesprochen als „dsch" wie das englische Wort just, kurzes „a" wie in dem englischen Wort arrive, retroflexes „n" mit der Zungenspitze am hinteren Teil des harten Gaumens, ähnlich wie im engl. dint

ṛaṅ (15) retroflexes „r", bei dem sich die Zunge sehr schnell von hinten nach vorne bewegt, wobei das „r" einen rollenden Charakter erhält, kurzes „a" wie in dem englischen Wort arrive, retroflexes „n" mit der Zungenspitze am hinteren Teil des harten Gaumens, ähnlich wie im engl. dint

Chakra IV

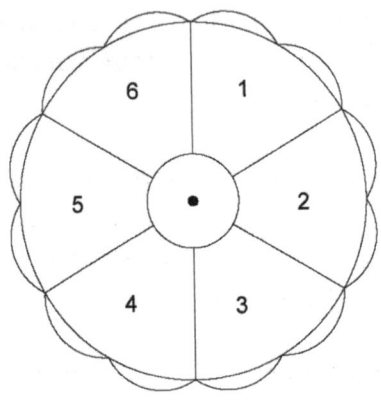

Sektor 1:
भण bhañ

Sektor 2:
रण rañ

Sektor 3:
थण thañ

Sektor 4:
बण bañ

Sektor 5:
यण yañ

Sektor 6:
डण ḍañ

bhañ (16)   aspiriertes „b", ausgesprochen als „bh", kurzes „a" wie in dem englischen Wort arrive, retroflexes „n" mit der Zungenspitze am hinteren Teil des harten Gaumens, ähnlich wie im engl. dint

rañ (17)   englisch ausgesprochenes „r" wie in very, kurzes „a" wie in dem englischen Wort arrive, retroflexes „n" mit der Zungenspitze am hinteren Teil des harten Gaumens, ähnlich wie im engl. dint

thañ (18)   aspiriertes „t", ausgesprochen als „th" mit deutlich hörbarem „h", kurzes „a" wie in dem englischen Wort arrive, retroflexes „n" mit der Zungenspitze am hinteren Teil des harten Gaumens, ähnlich wie im engl. dint

bañ (19)   „b" wie Baum, kurzes „a" wie in dem englischen Wort arrive, retroflexes „n" mit der Zungenspitze am hinteren Teil des harten Gaumens, ähnlich wie im engl. dint

yañ (20)   „y", ausgesprochen wie das deutsche „j" in Jagd, kurzes „a" wie in dem englischen Wort arrive, retroflexes „n" mit der Zungenspitze am hinteren Teil des harten Gaumens, ähnlich wie im engl. dint

ḍañ (21)   retroflexes „d" mit der Zungenspitze am hinteren Teil des harten Gaumens, ähnlich wie im engl. drain, kurzes „a" wie in dem englischen Wort arrive, retroflexes „n" mit der Zungenspitze am hinteren Teil des harten Gaumens, ähnlich wie im engl. dint

Chakra V

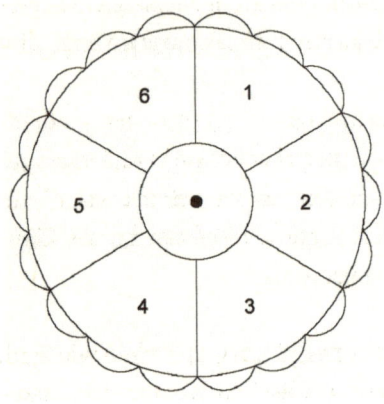

Sektor 1:
त्रण trañ

Sektor 2:
व्यण vyañ

Sektor 3:
त्यण tyañ

Sektor 4:
ब्यण byañ

Sektor 5:
न्यण nyañ

Sektor 6:
प्यण pyañ

trañ (22)   „tr" wie Tragik, kurzes „a" wie in dem englischen Wort arrive, retroflexes „n" mit der Zungenspitze am hinteren Teil des harten Gaumens, ähnlich wie im engl. dint

vyañ (23)   Kombination aus dem engl. „v" (gesprochen als deutsches „w") und „y", ausgesprochen wie Jagd, kurzes „a" wie in dem englischen Wort arrive, retroflexes „n" mit der Zungenspitze am hinteren Teil des harten Gaumens, ähnlich wie im engl. dint

tyañ (24)   Kombination aus „t" und „y", ausgesprochen wie Jagd, kurzes „a" wie in dem englischen Wort arrive, retroflexes „n" mit der Zungenspitze am hinteren Teil des harten Gaumens, ähnlich wie im engl. dint

byañ (25)   Kombination aus „b" und „y", ausgesprochen wie Jagd, kurzes „a" wie in dem englischen Wort arrive, retroflexes „n" mit der Zungenspitze am hinteren Teil des harten Gaumens, ähnlich wie im engl. dint

nyañ (26)   Kombination aus „n" und „y", ausgesprochen wie Jagd, kurzes „a" wie in dem englischen Wort arrive, retroflexes „n" mit der Zungenspitze am hinteren Teil des harten Gaumens, ähnlich wie im engl. dint

pyañ (27)   Kombination aus „p" und „y", ausgesprochen wie Jagd, kurzes „a" wie in dem englischen Wort arrive, retroflexes „n" mit der Zungenspitze am hinteren Teil des harten Gaumens, ähnlich wie im engl. dint

Chakra VI

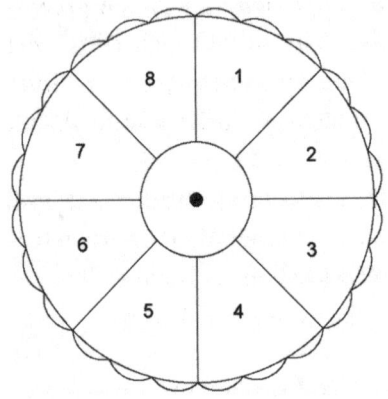

Sektor 1:
त्र्यण tryañ

Sektor 2:
द्यण dyañ

Sektor 3:
प्र्यण pryañ

Sektor 4:
ह्यण hyañ

Sektor 5:
ऊअण ūañ

Sektor 6:
व्र्यण vryañ

Sektor 7:
ल्यण lyañ

Sektor 8:
स्यण syañ

tryañ (28) Kombination aus „tr" wie Tragik und „y", ausgesprochen wie Jagd, kurzes „a" wie in dem englischen Wort
arrive, retroflexes „n" mit der Zungenspitze am hinteren Teil des harten Gaumens, ähnlich wie im engl. dint

dyañ (29) Kombination aus „d" und „y", ausgesprochen wie Jagd,
kurzes „a" wie in dem englischen Wort arrive, retroflexes „n" mit der Zungenspitze am hinteren Teil des
harten Gaumens, ähnlich wie im engl. dint

pryañ (30) Kombination aus „pr" wie Prediger und „y", ausgesprochen wie Jagd, kurzes „a" wie in dem englischen Wort
arrive, retroflexes „n" mit der Zungenspitze am hinteren Teil des harten Gaumens, ähnlich wie im engl. dint

hyañ (31) Kombination aus „h" und „y", ausgesprochen wie Jagd,
kurzes „a" wie in dem englischen Wort arrive, retroflexes „n" mit der Zungenspitze am hinteren Teil des
harten Gaumens, ähnlich wie im engl. dint

ūañ (32) langes „u" wie Kuchen, kurzes „a" wie in dem englischen Wort arrive, retroflexes „n" mit der Zungenspitze am hinteren Teil des harten Gaumens, ähnlich wie
im engl. dint

vryañ (33) Kombination aus dem engl. „v" (gesprochen als deutsches „w"), „r" und „y", ausgesprochen wie Jagd, kurzes „a" wie in dem englischen Wort arrive, retroflexes

„n" mit der Zungenspitze am hinteren Teil des harten Gaumens, ähnlich wie im engl. dint

lyañ (34) Kombination aus „l" und „y", ausgesprochen wie Jagd, kurzes „a" wie in dem englischen Wort arrive, retroflexes „n" mit der Zungenspitze am hinteren Teil des harten Gaumens, ähnlich wie im engl. dint

syañ (35) Kombination aus stimmlosem „s" und „y", ausgesprochen wie Jagd, kurzes „a" wie in dem englischen Wort arrive, retroflexes „n" mit der Zungenspitze am hinteren Teil des harten Gaumens, ähnlich wie im engl. dint

Chakra VII

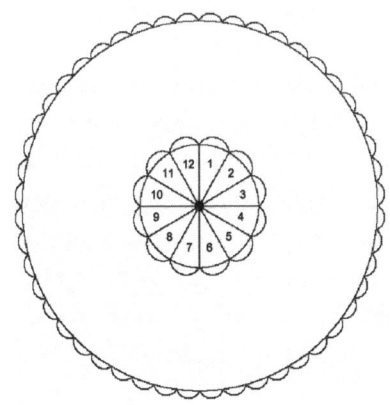

Sektor 1:
वयण vayañ

Sektor 2:
द्रयण drayañ

Sektor 3:
पूअण pūañ

Sektor 4:
दायण dāyañ

Sektor 5:
सयण sayañ

Sektor 6:
शूअण shūañ

Sektor 7:
हायण hāyañ

Sektor 8:
तूअण tūañ

Sektor 9:
वूअण vūañ

Sektor 10:
लोअण loañ

Sektor 11:
डोअण ḍoañ

Sektor 12:
षेअण ṣeañ

vayañ (36) „v" ausgesprochen als „w" wie wann, kurzes „a" wie in dem englischen Wort arrive, „y", ausgesprochen wie Jagd, kurzes „a", wie in dem englischen Wort arrive, retroflexes „n" mit der Zungenspitze am hinteren Teil des harten Gaumens, ähnlich wie im engl. dint

drayañ (37) Kombination aus „d" wie Ding, „r" und kurzem „a" wie in dem englischen Wort arrive, „y", ausgesprochen wie Jagd, kurzes „a", wie in dem englischen Wort arrive, retroflexes „n" mit der Zungenspitze am hinteren Teil des harten Gaumens, ähnlich wie im engl. dint

pūañ (38) Kombination aus „p" wie Pilger und langem „u" wie Kuchen, kurzes „a" wie in dem englischen Wort arrive, retroflexes „n" mit der Zungenspitze am hinteren Teil des harten Gaumens, ähnlich wie im engl. dint

dāyañ (39) „d" wie Ding, langes „a" wie in Adler, „y" ausgesprochen wie Jagd, kurzes „a" wie in dem englischen Wort arrive, retroflexes „n" mit der Zungenspitze am hinteren Teil des harten Gaumens, ähnlich wie im engl. dint

sayañ (40) stimmloses „s" wie bei fassen, kurzes „a" wie in dem englischen Wort arrive, „y", ausgesprochen wie Jagd, kurzes „a", wie in dem englischen Wort arrive, retroflexes „n" mit der Zungenspitze am hinteren Teil des harten Gaumens, ähnlich wie im engl. dint

shūañ (41) Kombination aus „sch" wie Schablone und langem „u"
wie Kuchen, kurzes „a" wie in dem englischen Wort arrive, retroflexes „n" mit der Zungenspitze am hinteren
Teil des harten Gaumens, ähnlich wie im engl. dint

hāyañ (42) „h" wie Hase, langes „a wie in Adler, „y" ausgesprochen wie Jagd, kurzes „a" wie in dem englischen Wort
arrive, retroflexes „n" mit der Zungenspitze am hinteren Teil des harten Gaumens, ähnlich wie im engl. dint

tūañ (43) Kombination aus „t" wie Tafel und langem „u" wie Kuchen, kurzes „a" wie in dem englischen Wort arrive,
retroflexes „n" mit der Zungenspitze am hinteren Teil
des harten Gaumens, ähnlich wie im engl. dint

vūañ (44) Kombination aus, „v" ausgesprochen als „w" wie wann
und langem „u" wie Kuchen, kurzes „a" wie in dem
englischen Wort arrive, retroflexes „n" mit der Zungenspitze am hinteren Teil des harten Gaumens, ähnlich wie im engl. dint

loañ (45) Kombination aus, „l" wie Last, und langem „o" wie
oder, kurzes „a" wie in dem englischen Wort arrive,
retroflexes „n" mit der Zungenspitze am hinteren Teil
des harten Gaumens, ähnlich wie im engl. dint

ḍoañ (46) Kombination aus retroflexem „d" mit der Zungenspitze
am hinteren Teil des harten Gaumens, ähnlich wie im
engl. drain, und langem „o" wie oder, kurzes „a" wie
in dem englischen Wort arrive, retroflexes „n" mit der
Zungenspitze am hinteren Teil des harten Gaumens,
ähnlich wie im engl. dint

șeañ (47) Kombination aus retroflexem „s" mit der Zungenspitze am hinteren Teil des harten Gaumens, ähnlich wie im engl. show und „e" wie Esel, kurzes „a" wie in dem englischen Wort arrive, retroflexes „n" mit der Zungenspitze am hinteren Teil des harten Gaumens, ähnlich wie im engl. dint

KAPITEL 7

Die spirituelle Entwicklung des Menschen – Eine Neue Sichtweise

Bedeutung der Chakra-Farben

Die Chakra-Farben verkörpern den Charakter eines Menschen. So wie dieser von Person zu Person gänzlich unterschiedlich ist, sind es die Farben in den einzelnen Chakras auch. An ihnen lassen sich die verschiedenen Reaktionsmuster ablesen, die eine Person in bestimmen Lebensbereichen erleben kann. Die Chakra-Farben stehen jedoch nicht für die Gefühle, mit denen man sich identifiziert, sondern für die möglichen Reaktionen in bestimmten Situationen. Die Muster laufen stets automatisch ab und können nicht kontrolliert werden.

Im Gegensatz zu den Aura-Farben, die sich je nach Gemütslage innerhalb einer Hunderstelsekunde verändern können, bleiben die Chakra-Farben über ein ganzes Leben lang konstant.

Die Interpretation der Chakra-Farben und somit des Charakters eines Menschen ist jedoch sehr aufwändig, da hier mehrere Dinge gleichzeitig zu berücksichtigen sind.

Als Erstes ist zu klären, in welchem Chakra welche Farbe auftritt, da jedes für einen anderen Lebensbereich[29] steht. Befindet sich

---

29 Vgl. Kap. 3, Die Bedeutung der Chakras und deren Sektoren

beispielsweise Schwarz[30] im zweiten Chakra, bedeutet dies für den Charakter eines Menschen etwas anderes, als wenn diese Farbe im vierten Chakra zu finden wäre. Schwarz zeigt an, dass sich der Betroffene in einem Lebensbereich aus Bitterkeit verschließt. Die Präsenz dieser Farbe im zweiten Chakra würde bedeuten, dass sich dieser Mensch in dem Lebensbereich „Sexualität", für den dieses Chakra steht, verschließt, in allen anderen Lebensbereichen jedoch nicht. Aus diesem Grund bedeuten die Chakra-Farben in den unterschiedlichen Chakras jeweils etwas anderes.

Ein weiterer, sehr wichtiger Aspekt, der bei der Deutung berücksichtig werden muss, ist die Farbpixelung, da die Chakra-Farben nicht homogen sind. Sie ergeben sich, wie bereits im ersten Kapitel beschrieben, aus mehreren verschiedenen Chakra-Schindeln. Demzufolge muss der Aura-Sichtige die Einzelfarben, die sich durch die einzelnen Schindeln ergeben, exakt definieren können, da jede Farbe für ein bestimmtes Reaktionsmuster steht. In der Regel befinden sich fünf bis fünfzehn unterschiedliche Schindeltypen in einem Chakra.

Eine weitere, sehr wichtige Rolle in der Deutung der Chakra-Farben spielen die Bereiche, in denen sie sich innerhalb des Chakras befinden. So steht der innere Bereich für die Reaktionsmuster, die das sogenannte *Eigenerleben* betreffen. Unter diesem Begriff verstehe ich die Gefühle, welche ein Mensch in seinem Inneren empfindet, wenn er etwas erlebt. Diese sind völlig unreflektiert in Bezug auf die Umwelt und haben nur mit der eigenen Erlebnisfähigkeit zu tun. Es ist die Art und Weise, *wie* man sich selbst in einer Situation fühlt. Wird beispielsweise ein Mensch gestreichelt, so nimmt er diese Art der Berührung an der Körperoberfläche wahr. Als das *Eigenerleben* definiere ich die Reaktion, die der Betroffene nun als inneres Gefühl verspürt, beispielsweise Wärme oder Behaglichkeit.

---

30 Diese Farbe ist äußerst selten so stark im Chakra vorhanden, dass man sie direkt wahrnehmen kann. Zumeist bewirkt sie, dass die anderen Farben im Chakra dunkler, kräftiger erscheinen.

Welche Bandbreite von Emotionen man reaktiv empfinden kann, hängt wiederum von der Anzahl der Chakra-Farben ab, die sich im Chakra-Innenbereich befinden.

Die Farben des äußeren Bereichs versinnbildlichen die möglichen Reaktionsmuster in Bezug zum Erlebten und zur Umwelt. Hierunter verstehe ich die Emotionen, die ein Mensch in einer Lebenssituation in Bezug zur Umgebung empfindet. Zur Verdeutlichung nochmals das obere Beispiel: Wird ein Mensch gestreichelt, so spürt er es taktil an der Hautoberfläche. In diesem Fall fühlt er sich jedoch animiert, zurückzustreicheln, um so dem Gegenüber seine Zuneigung zu zeigen. Dies ist eine Reaktion im Bezug zum Erlebten und zur Umwelt. Hier steht nicht das „Wie- *fühle*-ich-mich-dabei?" im Vordergrund, sondern mehr das „Wie-*gebe*-ich-mich?", bzw. „Wie *verhalte* ich mich dem anderen gegenüber?"

Als Menschen erleben wir zwar immer alles gleichzeitig. Wir besitzen jedoch nur einen Wahrnehmungsfokus. Dieser entscheidet, auf welchem Lebensbereich (Chakra) unsere Aufmerksamkeit liegt und auf welche der uns möglichen Art und Weise wir reagieren (Farben des Innen- bzw. Außenbereichs). Im Falle, dass wir zur Zeit mehr extrovertiert sind, erfolgt eine der Reaktionen im Bezug zum Erlebten und zur Umwelt. Sind wir jedoch gerade introvertiert, so steht mehr das *Eigenerleben* im Vordergrund.

Aufgrund der oben genannten Fakten kann man bei der Charakter-Interpretation lediglich von „Reaktionsbandbreiten" sprechen, da hier sehr viele Dinge gleichzeitig berücksichtig werden müssen. Umso deutlicher sind dafür allerdings die Charakter-Störungen, die Eigenfärbungen zu diagnostizieren, weil hier der Betroffene *keine* Reaktionsbandbreite erleben kann, sondern *stets gleich* reagiert.

Der spirituelle Körper des Menschen

Um die Entstehung der Chakra-Störungen zu verstehen, müssen wir uns zuvor ausführlich mit dem spirituellen Körper auseinandersetzen. Dieser stellt den unsterblichen Teil des Menschen dar und besitzt einige Besonderheiten, welche an die anderen beiden feinstofflichen Körper erinnern.

Der Astralkörper besteht aus einer farbigen Schwingungsmasse, welche dynamisch – je nach Gemütslage – ihre Farbe und Form verändern kann. Hingegen besitzt der Mentalkörper starre Strukturen, die sich nur in gequantelter Form verändern. Das bedeutet, dass hier eine farbliche Veränderung nur durch das Verschieben von Quantenpaketen, wie ich sie nenne, erfolgen kann. Dies führt lediglich zu einer allmählichen Farbveränderung des Mentalkörpers. Seine Form bleibt – im Gegensatz zum Astralkörper – stets gleich. Der spirituelle Körper besitzt etwas von beiden. Er hat starre Strukturen wie der Mentalköper, die jedoch noch sehr viel feiner sind und sich genauso dynamisch verändern lassen wie die Schwingungsmasse des Astralkörpers.

Vergleichen lässt sich der spirituelle Körper am besten mit der Festplatte eines Computers. In ihm wird in gewisser Weise die Motivation für die Taten gespeichert, die man vollbringt. Allerdings wird hier nicht jede Handlung aufgezeichnet. So ist beispielsweise die Hilfe, die man jemandem leistet, etwas Normales. Dies hat keinen Einfluss auf irgendeinen feinstofflichen Körper. Geht die Hilfe, die jemand benötigt, jedoch über die Kräfte des Helfers, so kann es sich hierbei einerseits um ein negatives Gemütskonzept handeln, wie es beispielsweise durch die Bach-Blüte Centaury (sich nicht abgrenzen zu können) verkörpert wird oder andererseits um eine Mentalkörper-Struktur (Man ist so erzogen, dass man einen anderen nicht im Stich lässt). Die Handlungen aus diesen beiden Motivationen beeinflussen unsere spirituelle Entwicklung nicht. Wird Hilfe aber aus altruistischen Gründen gewährt, indem man dem Hilfebedürftigen in diesem einen Moment hilft, ohne dass die Motivation dafür etwas mit den beiden oben beschriebenen Gründen zu tun hat, dann verändert das den spirituellen Körper. Dies geschieht aber nur dann, wenn die Tat als „Handlung im Hier und Jetzt" geschieht, nur weil es die Situation erfordert, ohne irgendeinen Dank dafür zu erwarten und ohne dabei seinen eigenen Bedürfnissen gerecht zu werden (Helfersyndrom). Es muss sich hierbei nicht zwangsweise um etwas Großes handeln, wie beispielsweise das Leben eines anderen zu retten, während man gleichzeitig sein eigenes riskiert. Es sind auch die kleineren Situationen, in denen man, wie der Volksmund sagt, „über seinen Schatten springt". So kann man beispielsweise ein Unrecht, das einem widerfahren ist, dem Schuldner rasch vergeben, weil man merkt, dass es ihm das Herz brechen würde, wenn man hart zu ihm wäre. Es können aber auch ganz banale Alltagssituationen sein, wenn man beispielsweise jemandem das Putzen des WC's abnimmt, weil man weiß, dass dieser eine sehr feine Nase hat und der Gestank für ihn unerträglich wäre.

Durch alle Handlungen, in denen man Dinge der Sache wegen tut, wo man vorbehaltlos mehr gibt als man zurückbekommt, verändern sich die Strukturen im spirituellen Körper. Im Astralkörper werden dagegen Veränderungen durch eine Änderung der Stimmungslage hervorgerufen, im Mentalkörper über Gedanken, mit denen man sich stetig beschäftigt.

Der spirituelle Körper besitzt vierzig Farbnuancen von Pastelltönen, welche greller sind als die seines mentalen Pendants. Die Farbfelder sind hier weder strikt voneinander getrennt, wie beim Astralkörper, noch haben ihre Positionierungen zueinander eine Bedeutung, wie dies im Mentalkörper der Fall ist.

Der spirituelle Körper befindet sich jenseits von Raum und Zeit. Er gehört zum unsterblichen Teil des Menschen und besitzt die Besonderheit, dass er beim Prozess des Ablebens die „Informationen" von Astral- und Mentalkörper in sich aufnimmt. Dieses geschieht im letzten Drittel des „Lichttunnels", wo diese beiden feinstofflichen Körper abgestreift werden. Es ist allerdings *nicht* so, dass der spirituelle Körper während unseres Lebens permanent etwas aufzeichnet, ähnlich einem Tonband oder einer Festplatte. Er lässt sich vielmehr mit einem Speicherkristall vergleichen, der zu Lebzeiten nur durch altruistische Taten seine Struktur verändert.

Beim Ableben werden im spirituellen Körper sämtliche Emotionen und Mentalkörper-Strukturen als „emotionslose Informationen" gespeichert. Vergleichen lässt sich das mit einer E-Mail, in der steht: „Ich bin wütend." Für den Empfänger ist nur zu lesen, dass der Absender wütend ist. Er erlebt dabei jedoch nicht dessen Wut.

Auf ähnliche Weise werden im spirituellen Körper sämtliche Gefühle und Mentalmuster in einer Art „Code" komprimiert gespeichert. Dies geschieht dadurch, dass sich „Speicherkristalle" aus den emotionalen und mentalen Strukturen sowie dem Baumaterial des spirituellen Körpers bilden. Obgleich in diesen alles ineinander vermengt vorliegt, können aus diesen „Kristallen" später einwandfrei die Strukturen wieder so rekonstruiert werden, wie sie vor ihrer Speicherung zu Lebzeiten des Menschen existierten.

Diese Rekonstruierung geschieht in dem Moment, in dem eine Seele reinkarniert und sich wieder einen neuen Emotional- und Mentalkörper erschafft. Dabei prägen die gespeicherten Informationen ihre dazugehörigen Körper. Gleichzeitig werden sie im spirituellen Körper gelöscht.

Entstehung der Chakra-Störungen

Beim Inkarnationsprozess werden jedoch nicht alle Daten 1:1 in der gleichen Form rekonstruiert. Situationen, die in vorherigen Leben nicht gemeistert wurden, werden als die in diesem Buch beschriebenen Chakra-Störungen „zurückgespeichert". Hierdurch hat der Betroffene die Chance, dieses Fehlverhalten an sich selbst zu erkennen, da er nur noch eine bestimmte Möglichkeit des Reaktionsverhaltens in der entsprechenden Lebenssituation besitzt. Auf diese Weise kann dieser Mensch seine Charakterstörung deutlicher wahrnehmen und durch ein anderes Verhalten zu ersetzen versuchen. Die Früchte daraus kann er jedoch erst im nächsten Leben ernten.

Quintessenz

Menschsein bedeutet Abstieg in die Materie. Dazu gehört, eine Rolle hier in der materiellen Welt zu erfüllen, d.h. einen Beruf zu erlernen, eine Familie zu gründen, Kinder großzuziehen und soziale Kontakte zu pflegen. Dies kann jedoch nur erfolgen, wenn diese Welt als etwas Reales erlebt wird und gleichzeitig eine Verhaftung an sie erfolgt. Diese Verhaftung ist zugleich die Ursache für sehr viel Leid. Sie ist die eigentliche Ursache für archetypische negative Gemütszustände, durch die wir uns immer weiter in die Materie verstricken. Gleichzeitig schaffen wir durch unser Verhalten die Ursachen für das, was uns in der Außenwelt begegnet.

Spirituelle Entwicklung bedeutet, diesen Weg zurück zu unserem Ursprung zu gehen. Dieser ist bereits durch die Chakras vorgegeben. Indem wir unsere Verstrickungen und Verhaftungen an die Materie auflösen, befreien wir uns selbst aus jeglichem Leid. Dies gelingt jedoch nur, wenn wir statt aus egoistischen Motiven aus altruistischen handeln, wodurch wir, wie bereits beschrieben, den spirituellen Körper umstrukturieren. Solange wir unsere Verhaftung an die Materie nicht überwunden haben, lassen uns unsere unerfüllten Wünsche und unsere unausgelebten Begierden immer wieder inkarnieren. Hier steht der spirituelle Körper für das „Wollen". Es gibt jedoch noch einen weiteren, wesentlich feinstofflicheren Körper, in dem alle Taten gespeichert werden. Dieser versinnbildlicht das „Muss". Ob man allerdings wiedergeboren werden darf, entscheidet allein Gott.

Ein Mensch, der sich selbst von seinen charakterlichen Störungen befreit, erschafft sich damit den größtmöglichen *Erlebnisraum* als Basis für seine spirituelle Entwicklung.

ANHANG

Bibliographie

Hagen Heimann, Alles über Bach-Blütentherapie und Neue Therapien mit Bach-Blüten, G. Reichel Verlag, Weilersbach

Hagen Heimann & Dietmar Krämer, Aura und Bach-Blüten – Das Handbuch der Aura-Deutung, Aquamarin Verlag, Grafing

Dietmar Krämer & Hagen Heimann, Neue Therapien mit Bach-Blüten, ätherischen Ölen, Edelsteinen, Farben, Klängen, Metallen, G. Reichel Verlag, Weilersbach

Dietmar Krämer & Hagen Heimann, Bach-Blütentypen, Books on Demand GmbH, Norderstedt

Dietmar Krämer, Neue Therapien mit Bach-Blüten 1 – Beziehungen der Blüten zueinander, Ansata Verlag, München

Dietmar Krämer / Helmut Wild, Neue Therapien mit Bach-Blüten 2 – Diagnose und Behandlung über die Bach-Blüten Hautzonen, Ansata Verlag, München

Dietmar Krämer, Neue Therapien mit Bach-Blüten 3 – Akupunkturmeridiane und Bach-Blüten, Ansata Verlag, München

Dietmar Krämer, Neue Therapien mit ätherischen Ölen und Edelsteinen in Verbindung mit Bach-Blüten Hautzonen, Isotrop-Verlag, Bad Camberg

Dietmar Krämer, Neue Therapien mit Farben, Klängen und Metallen, Diagnose und Therapie der Chakren, Isotrop Verlag, Bad Camberg

Dietmar Krämer / Anne Simons, Neue Therapien mit Bach-Blüten – Das Praxisbuch, Ansata Verlag, München

Seminare

Internationales Zentrum für Neue Therapien
mit Bach-Blüten, ätherischen Ölen und
Edelsteinen
Postfach 1712, D-63407 Hanau
Fax: 06181 – 24 640

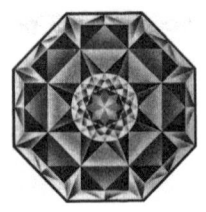

E-Mail: info@dietmar-kraemer.de
Internet: www.dietmar-kraemer.de

Das Internationale Zentrum für Neue Therapien arbeitet derzeit in
sechs Ländern und in vier Sprachen. Verantwortlich für die einzelnen Länder sind die lokalen Zentren in Hanau/BRD, Merate/
Italien, Badhoevedorp/Holland und Mazkeret Batya/Israel.

Seminare "Eine Neue Sichtweise" nach Hagen Heimann

Themenschwerpunkte:
- Neueste Erkenntnisse über die feinstofflichen Körper des Menschen
- Die Interaktionen der verschiedenen Auren untereinander
- R-Relais – die feinstofflichen Verschaltungssysteme der Aura
- Die Bedeutung der *Qualitäten* für die Farben der Aura
- Zusammenhänge zwischen negativen Emotionen, Bach-Blüten und Aura-Farben
- Die Bedeutung der Chakras und deren Sektoren
- Das Erkennen von Charakterschwächen als Ausdruck von Störungen der Chakra-Sektoren
- Charakteristik von archetypischen Problemen, Mental-körperstrukturen und Chakra-Störungen
- Übungen zur richtigen Aussprache der Mantras
- Der spirituelle Körper des Menschen und seine Entwicklung
- Heilungstechniken

Kontaktanschrift:
Hagen Heimann
Römerstr. 9
D-63450 Hanau

E-Mail: info@hagen-heimann.de
Internet: www.hagen-heimann.de

Kein zweites alternatives Heilmittel hat einen solchen Siegeszug angetreten wie die Blütenessenzen des englischen Arztes Dr. Edward Bach. Sie stehen in jeder Apotheke und in jedem dritten deutschen Haushalt. Bach-Blüten sind einer der Eckpfeiler der »sanften Heilweisen«. Mit dem bahnbrechenden Werk von Heimann & Krämer kommt zum Heilungskosmos der Bach-Blüten eine neue Dimension hinzu!

Erstmals wird anhand der Farben der menschlichen Aura eine Zuordnung der Bach-Blüten vorgenommen. Damit ist ein vertieftes Arbeiten mit den Blütenessenzen möglich, weil die Analyse der Aura-Farben und die Beobachtung ihrer Veränderung bei einer Verabreichung von Bach- Blüten eine gänzlich neue Welt des Verständnisses von Blütenessenzen erschließt. Bach- Blüten wirken unmittelbar auf das feinstoffliche Wesen des Menschen, weshalb nach einer Gabe der Essenzen sofort eine Farbveränderung in der Aura sichtbar wird.

Heimann & Krämer schildern in diesem brillanten Werk, das eine neue Epoche der Arbeit mit Bach-Blüten einleiten wird, im Detail ihre Beobachtungen und erschließen so eine neue Ebene des Heilens mit Blütenessenzen. Ein Meilenstein der Forschung über Bach-Blüten und ihre Heilwirkungen!

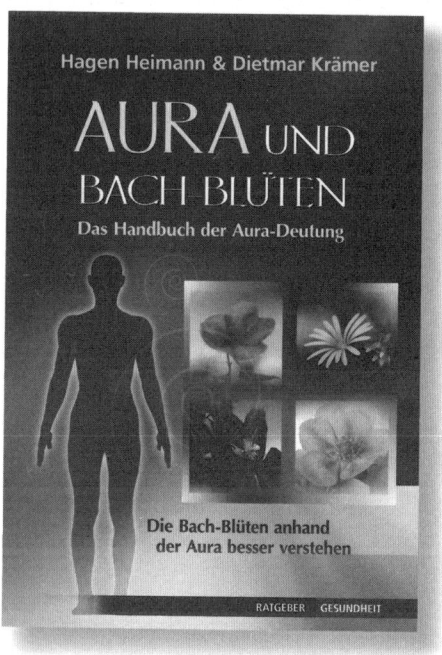

Hagen Heimann & Dietmar Krämer
Aura und Bach-Blüten
Das Handbuch der Aura-Deutung
ISBN 978-3-89427-389-7
Aquamarin Verlag

Immer mehr Menschen, die eine Yoga-Praxis ausüben oder den Weg der Meditation gehen, erfahren die gewaltige Kraft der Kundalini. Häufig erfolgt das Erwachen der "Schlangenkraft" unerwartet und unvorbereitet. Nicht selten lösen die tiefgreifenden Wirkungen des Kundalini-Aufstieges dann Angst oder gar Panik aus.

Um solchen Erfahrungen vorzubeugen, hat Dietmar Krämer seinen überaus praxisnahen und somit außerordentlich hilfreichen Ratgeber verfasst. In ihm werden alle grundlegenden Komponenten des Wirkens der Kundalini angesprochen und zudem eine Fülle an praktischen Ratschlägen erteilt, wie man mit dieser machtvollen Energie umzugehen hat.

Ein unverzichtbarer geistiger Führer für jeden, der sich mit Meditation oder Yoga befasst!

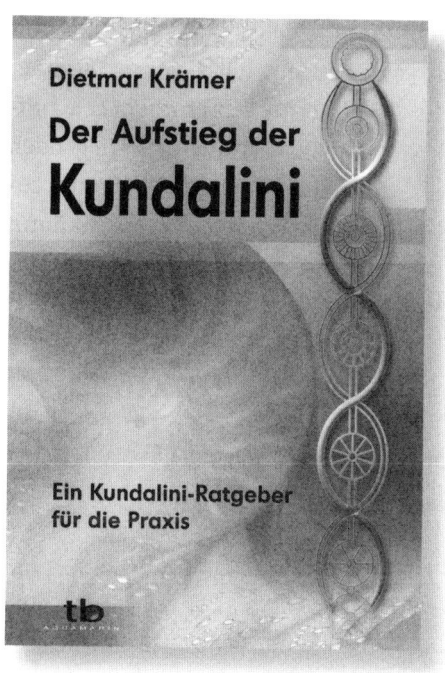

Dietmar Krämer
Der Aufstieg der Kundalini
Ein Kundalini-Ratgeber für die Praxis
ISBN 978-3-89427-455-9
Aquamarin Verlag, Grafing

Hagen Heimann stellt in diesem Buch das gesamte Spektrum der Bach-Blütentherapie vor, von der Entdeckung durch Dr. Edward Bach bis hin zur Entwicklung der "Neuen Therapien" durch Dietmar Krämer. In leicht verständlicher Weise beschreibt der erfahrene Heilpraktiker die Indikationen der einzelnen Blüten, die Technik der Gesprächsführung, die verschiedenen Diagnosemöglichkeiten und die unterschiedliche Vorgehensweise bei akuten und chronischen Beschwerden. Sehr ausführlich geht er auf die verschiedenen Behandlungsformen wie die innerliche Einnahme und die äußerliche Anwendung über die Bach-Blütenhautzonen ein. Außerdem erklärt er detailliert die unterschiedlichen Therapieebenen (energetische, emotionale und mentale Ebene), die sich daraus ergebenden Therapieergänzungen zu den Bach-Blüten (ätherische Öle, Edelsteine, Farben, Klänge und Metalle), die Mechanismen der Interaktionen der feinstofflichen Körper untereinander sowie die vom Autor entdeckten "R-Relais" als feinstoffliche Verschaltungssysteme zwischen den Ebenen. Durch diesen bislang fehlenden Mosaikstein konnte der Autor nicht nur die tatsächliche Wirkungsweise der Bach-Blüten entschlüsseln, sondern auch den der gesamten Psychosomatik zugrunde liegenden Mechanismus der Regulation.

Das Buch richtet sich somit gleichermaßen an Ersteinsteiger und erfahrene Therapeuten.

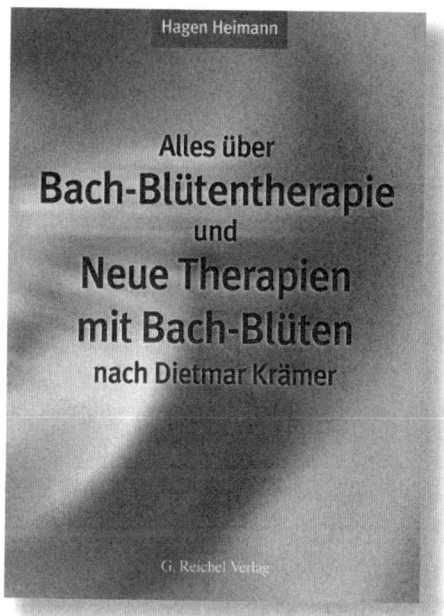

Hagen Heimann
**Alles über Bach-Blütentherapie
und Neue Therapien mit Bach-Blüten**
nach Dietmar Krämer
G.Reichel Verlag, Weilersbach
ISBN 3-926388-77-3

Der Autor legt mit diesem Buch die Ergebnisse seiner jahrelangen Forschungen auf dem Gebiet der feinstofflichen Energiezentren vor. Er beschreibt darin erstmals die wichtigste und bislang unentdeckt gebliebene Aufgabe der Chakren mit völlig neue Einsichten in deren Wirkungsweise sowie eine Fülle neuer Diagnose - und Behandlungsmethoden. Dabei werden ausführlich Farbe, Form, Größe und Lokalisation der einzelnen Chakren beschrieben sowie die vom Autor entdeckten Austrittspunkte. Zwölf farbige Abbildungen zeigen die verschiedenen Arten von Chakrablockaden auf eindrucksvolle Weise.

Das Buch enthält ferner eine völlig neu entwickelte Farbtherapie, die mit 12 Farben, entsprechend den 12 Meridianen der Akupunktur, arbeitet, einen vom Autor entwickelten Bach-Blüten-Farbtest, eine neue Klangtherapie auf der Basis der Resonanztöne der Akupunkturmeridiane sowie eine vollkommen neue Metalltherapie.

Detailliert dargestellt wird die sensitive Chakra-Diagnose und eine einfache Form der Chakrameditation. Außerdem enthält das Buch verschiedene Arten von Behandlungsmethoden für Therapeuten und auch für Laien zur Selbstbehandlung. Hierzu zählen u.a. das Beschallen der Chakren mit speziellen Klängen, das Auflegen von Metallen, das Bestrahlen der vom Autor entdeckten Chakrapunkte der Mondlinien und die innerliche Einnahme von Bach-Blütenkombinationen.

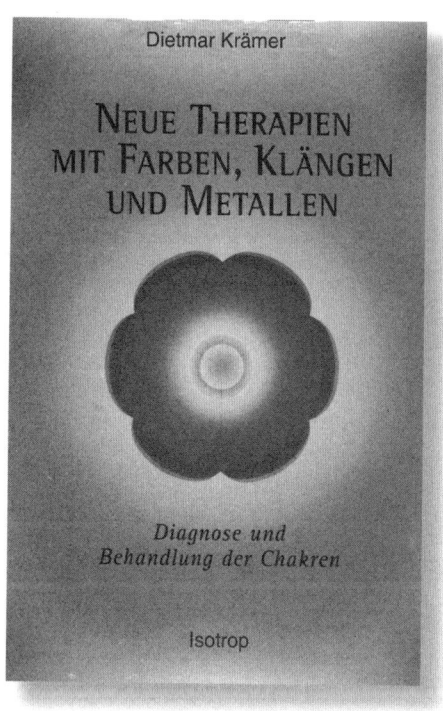

Dietmar Krämer
Neue Therapien mit Farben,
Klängen und Metallen
Isotrop Verlag, Bad Camberg
ISBN: 978-3-940395-01-6